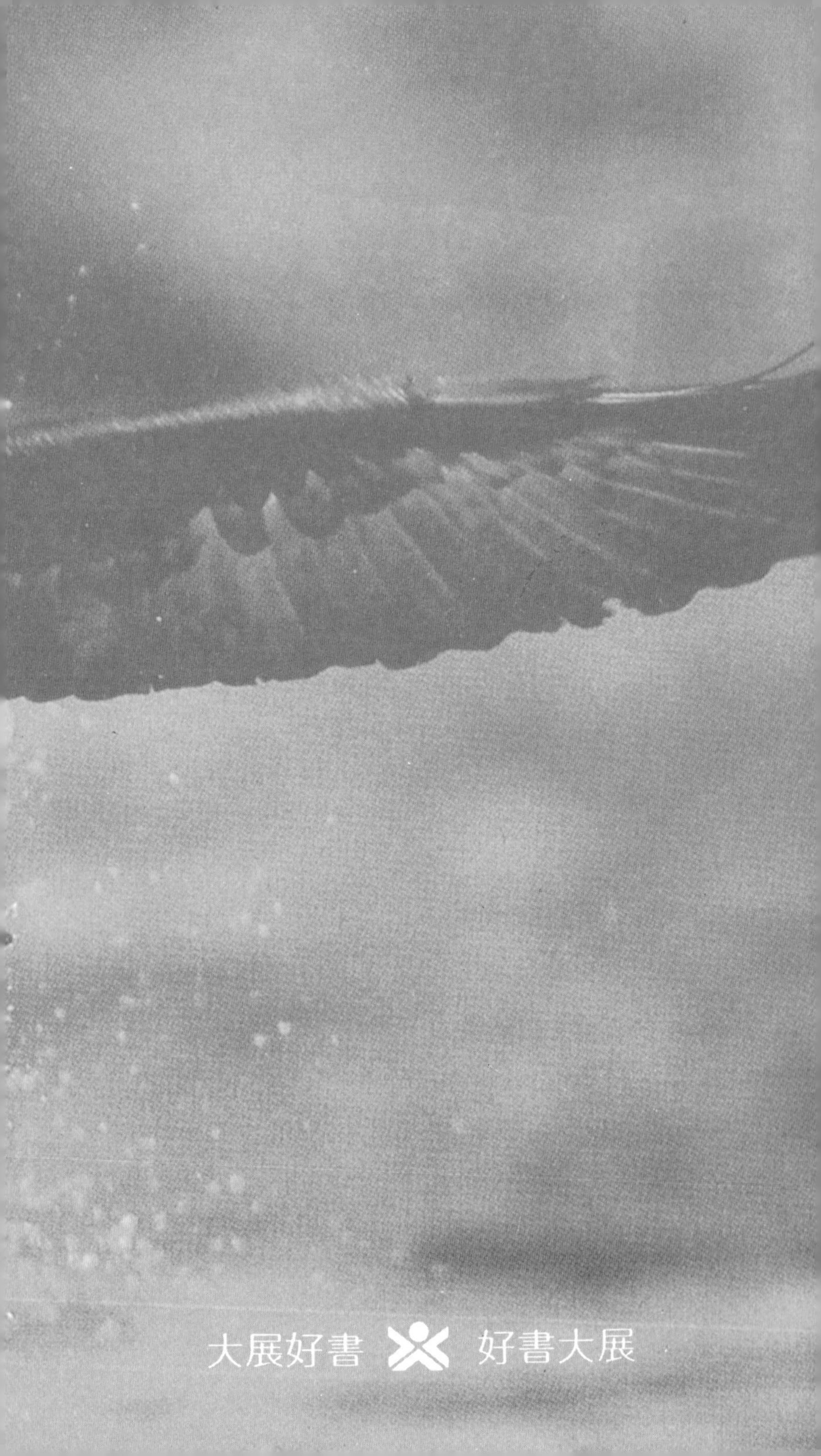
大展好書 好書大展

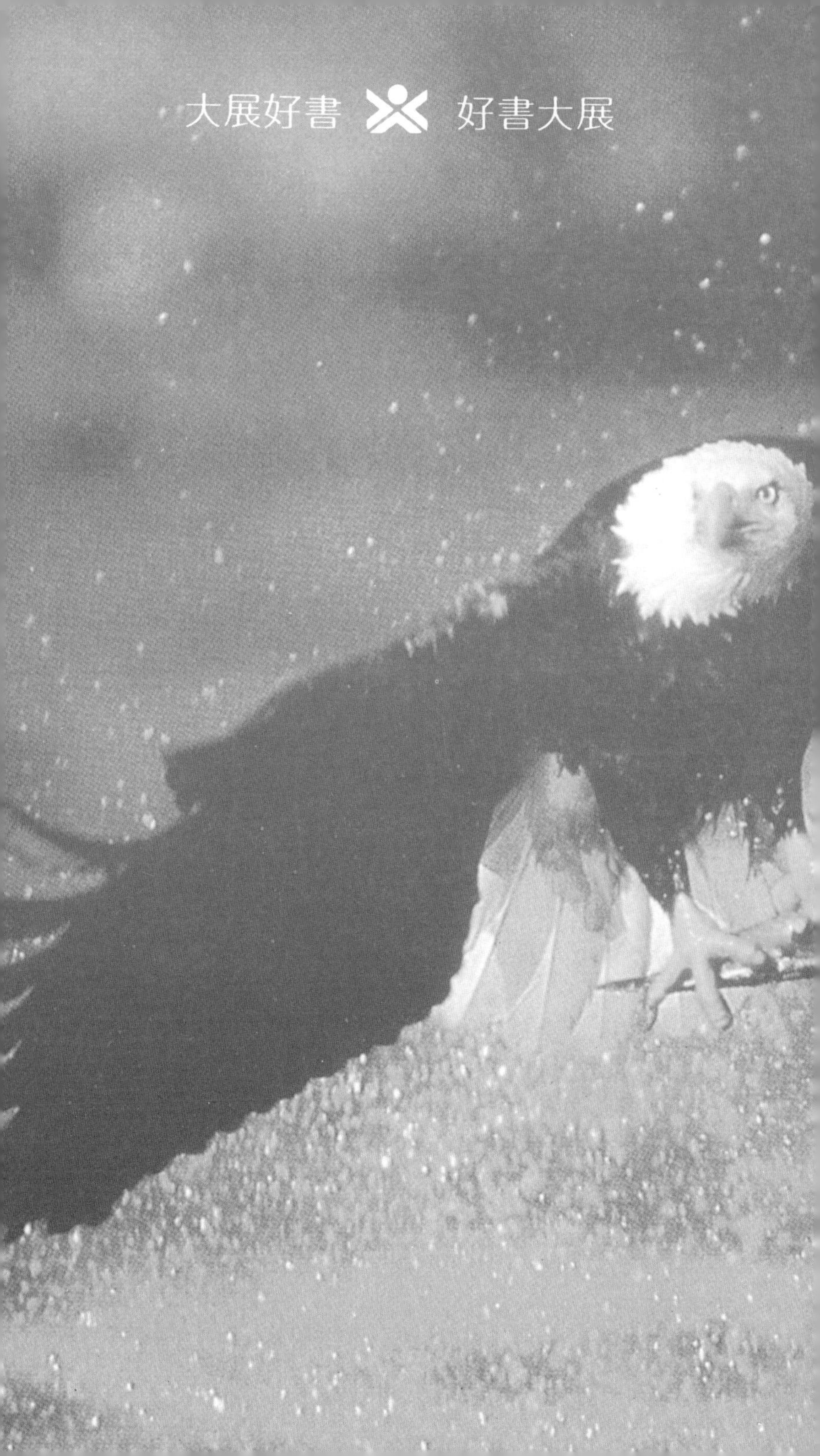
大展好書 好書大展

婦幼天地
42

隨心所欲
瘦身冥想法

原久子／著
柯素娥／譯

大展出版社有限公司
DAH-JAAN PUBLISHING CO., LTD.

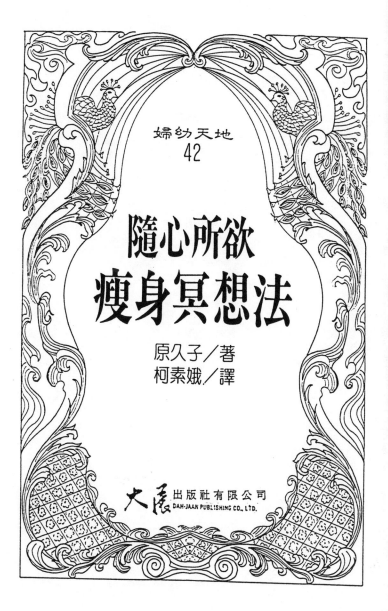

前言

在物質充斥、美食佳餚氾濫的現代社會，對冀望瘦身減肥得很苗條美麗的人而言，我想這恐怕是一個嚴酷的環境吧，想要抵擋誘惑，畢竟並不容易。

況且，由於自小時候起，我們的腦海之中便填滿了若不吃營養食物就無法增加體力，或是一天若不攝取多少卡路里以上就會貧血，或是進而認為蛋白質、礦物質、鈣質、維生素等，一天必須攝取多少公克才行……之類的「營養學」知識。因此，一到了吃飯時間，即使肚子不餓也得吃下食物；再者，即使沒有食慾也擔心營養的問題，而去吃飯。

大多數因肥胖或疾病而苦惱的人，與其說，先感受自己的身體真正要求某種食物達到何種程度而去攝取食物，毋寧說，似乎以習慣性且不知為何而吃下食物的人居多。結果，便苦惱於引起疾病、形成肥胖的問題。

本來，包括人類在內的一切生物，都是採取遵照自己身體的要求（來自生命的訊息）而攝取食物的方法，如此一來，能不因肥胖或疾病而痛苦並非易事。存在於熱帶叢林裏的羚羊、斑馬、獅子、長頸鹿等動物，因肥胖、心臟病、懼冷症、癌症等而苦惱的模樣，任何人大概都未親眼目睹過吧。因為叢林裏既無醫院也無醫師，所以，動物在罹患癌症、身體狀況變差時，都是遵從來自生命，使各種生物在大自然的道理之中復甦重生的訊息，一邊不吃任何東西只是睡覺休息，一邊不斷以自然治癒能力治癒疾病。

我們也是在此自然界中孕育生長的生物，並自詡為萬物之靈，唯有人類絕無可能無法感受來自身體的訊息。我們若能聆聽來自身體的訊息，一直遵從此一訊息而生活，則在壽命仍未盡的期間，無論何人都能被賦予健康，且對此人而言適切的體型。

那麼，為了要聆聽來自身體的訊息，應如何做才好呢？

首先，以冥想瑜伽（精神冥想法）袪除緊張，使心靈經常處於平穩安定、輕鬆舒適的狀態而生活著。如果以這種輕鬆舒適的內心狀態，明確地想像、描繪個人所期望的健康美或理想的身材，那麼，為了成為完美的自己而設計的方法論，就會以神啟的形式，從自然及內心深處傳送出來。如此一來，就好像某個人在後面推動一般，想要去實踐此一方法論，而且容易實踐的環境也相繼地展開來了。

如此去做，若是想要瘦得苗條美麗，則由於沒有像以往一般，以飲食限制忍受食慾，或因而累積壓力，因此，連因異常的食慾而痛苦萬分的情形也逐漸地消失了。如果甚至能明確地描繪出自己的想像，那麼，肥胖的煩惱就會立刻解除。

請妳藉由本書去聆聽來自身體的訊息，體會描繪想像的方法。所獲得之永遠的美麗及健康，若能成為妳一生的財產，我將榮幸之至。

原　久子

目錄

第2章　為了瘦得美麗的法則

第3章　不同課程的瑜伽實踐法

第1章

冥想瑜伽的基本知識

冥想無窮無盡的巨大力量

「image」這個字，若用辭典去查，發現上面寫著影像、形象、心象、印象……等等。「image」為何具有力量呢？

自古以來雖有「百聞不如一見」的話，但其意義，是指「親眼目睹的事物」（亦即以影像捕捉事物）意謂比聽過好幾次才瞭解的更勝一籌，換言之，「目睹」、「想像」的力量更勝過「聽聞」、「語言」的力量。同時，這句話也意味著，我們所目睹的事物，具有百倍於聽聞的事物情報量。

事實上也有人說存在於我們記憶之中的語言情報量，與想像情報量的比例，為一比一千。舉例而言，我們一聽到「動物」這個名詞，我們的想像就可說出長頸鹿、馬、貓、狗、獅子、羊……等等數不盡的動物名稱。因此，不將具有這種力量的想像力量使用於創造身材比例，未免太可惜。

另一方面，正因為想像具有力量，所以我希望妳也瞭解，正確地使用是很重要的。

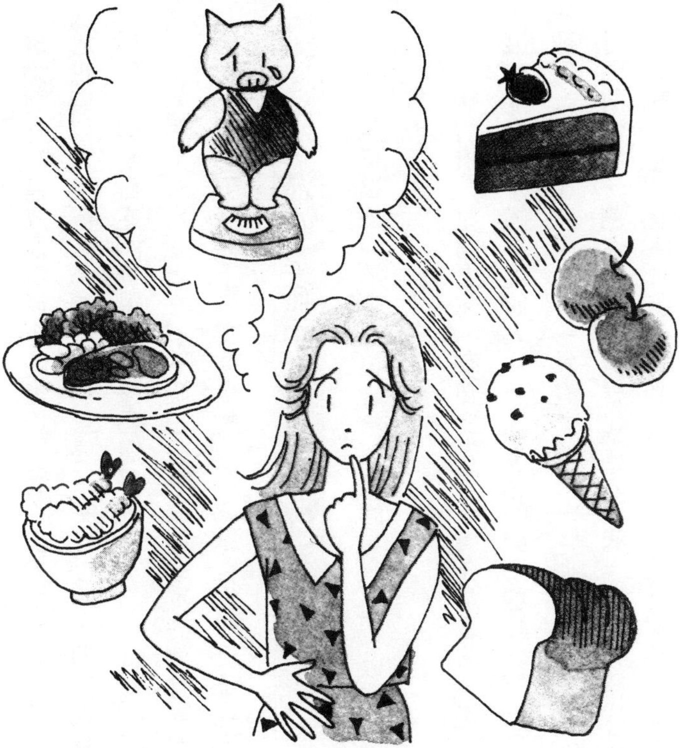

比方説，想要瘦一點的人，若連明確地描繪苗條的形象也不做，每天心中只是反覆地想著「希望瘦一點，希望體重降低」，偶爾腦海裏浮現出來的形象，大概會是忍受不吃喜歡的東西的形象，對於真正的瘦身減肥並無助益。

結果，連只有痛苦之瘦身減肥的保證都沒有，也沒有飲食的控制。即使某一期間無法做到飲食控制，但正因爲某一天突然地爆發出慾求不滿的心態，不斷重複著大吃大喝，也許絶對無法達成瘦身減肥的理想。若不去描繪理想中漂亮、俏麗的自己，只是在心中不斷地想著「爲了苗條，無論如何只要不吃即可」，則因人爲因素，每一吃飯，就浮現肥胖的形象，對吃飯逐漸覺得有一種恐懼感。

其間，一旦逐漸吃不下飯，甚至成爲嚴重的飲食障礙，即使本人心想無法比現在更苗條也無妨，但身體上不接受食物，形成厭食症的例子也不勝枚舉。

●獲得潛在意識中睿智引導的冥想

一旦可以逐漸清晰地描繪出想像時，爲何可以創造理想的身材比例呢？試著思考看看。

在明瞭其原因之前，有必要先明瞭潛在意識的作用。我們的心中，是由十%的表面意識（能自我意識事物的人）及九十%的潛在意識（無法自我意識事物的人）所構成。在這種個人的潛在意識之中，具有「睿智」，而這種睿智，完全瞭解使個人所期望的事情達成目的的方法、創造理想的身材比例的方法，或是獲得成功的方法。

爲了獲得這種潛在意識中「睿智」的引導指導，冥想是有其必要的。

那麼，冥想是怎麼一回事呢？辭典上說明著：「閉上眼睛慢慢地思考。」而我們爲了什麼而冥想呢？這是因爲要解除心靈及身體的緊張，傾聽在內心深處之潛在意識的聲音（玄思妙想）。也就是說，這是因爲要獲得來自於我們潛在意識的睿智引導。

藉由這種人類睿智的力量，各種各樣的事物得以發明、發現，文明繁榮起來，它也關係著醫療、化學、藝術及其他發展。這種睿智，並不僅存在天才或特殊的人，任何人也都具有了。它與有無學問或智商並不相干，無論是誰都能具有它。

其證據是，即使智慧遲鈍，或是長大成人仍完全無法做到加法或減法，還是有人以畫出優美的畫作之姿活躍於社會上。這一點，不同於計算的能力或判斷利弊得失等問題的表面意識作用，潛在意識中的睿智，意味著超過普通人所能發揮作用的智慧。

● 使心靈舒適、平穩

爲了獲得心靈寶物「睿智」的引導，應該如何做才好呢？首先，應從平日的雜事、擔憂的事或煩惱中解放出來，解除心靈的緊張——也就是說，應使心靈舒適，呈平穩的狀態。

恐懼、擔憂、不安、焦慮、憤怒、悲傷等等，全都因表面意識的發揮而產生的心理動態。相反地，安適、豐富、喜悅、睿智、年輕、美麗等等，則是充滿於潛在意識之中的能量。

因此，爲了獲得潛在意識（睿智）的引導，重要的是，我們的心靈應隨時處於平穩、安適的狀態。因爲，這種平安的心靈能與潛在意識相通，潛在意識對表面意識發揮作用，可以逐漸接收種種玄思妙想，獲得靈感的啓發。

● 在心中明確刻劃實現理想或希望的情景

還有一件爲了接受潛在意識的引導肯定必要的事情。便是明確地呈現出「希望如何做某事」，因爲，潛在意識關係著明確地決定事情時會發揮協力性的作用，幫助表面意識作決定。舉例來說，希望自己的疑問得到解答時，它會將此一疑問明確化，不斷在心中質疑它。再者，如果希望實現理想或願望，就應在心中刻劃實現了理想或願望時的情景。

也就是說，希望得到理想身材比例的時候，應描繪出自己明確之身材比例的形象，例如某一部位想要如何瘦下來?都要想個清楚，更重要的是，使體重多少公斤?腰部、胸

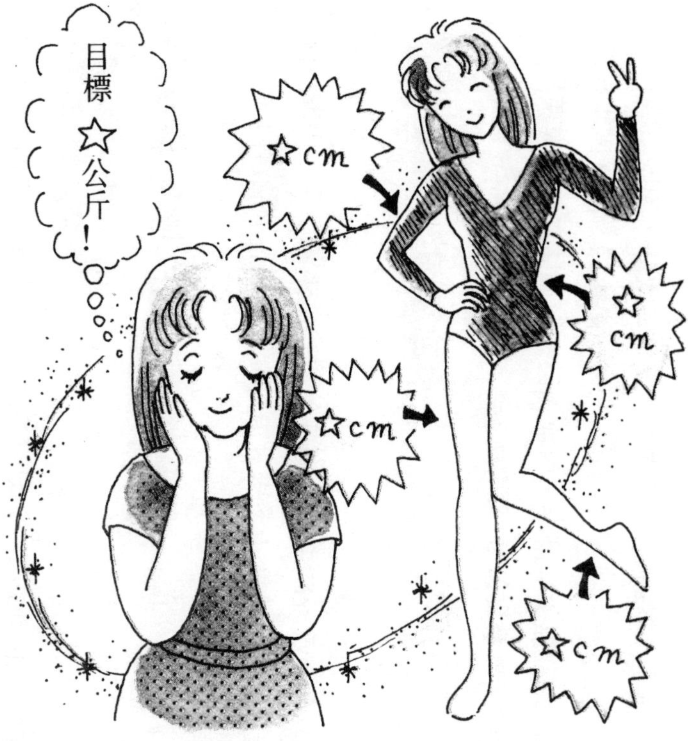

部、臀部多少公分?手及腳的粗細都明確化。

如此一來，當可不斷地描繪明確的形象，以便由希望瘦下來的部位去瘦身減肥，如果達成目的，那麼就不要超過這個目標而過度地瘦身減肥。

我想各位藉由截至目前爲止的說明，稍有瞭解的便是，若要對潛在意識發揮最强烈的作用，首先應描繪清楚的形象。希望自己的理想或願望能實現的人，單單是將這些理想或願望放在嘴巴上，或是想想而已，效果是很薄弱的。與其依賴啓示，毋寧利用自己所描繪之形象的力量，希望各位能瞭解這個重要性。

心靈的安適是肥胖的特效藥

但是要得到理想的身材比例，還有一件爲了瘦身減肥絶頂重要的事情。這便是解除心靈的緊張，使心靈恢復安適。因爲，當任何人的心靈真正安適時，就不會胡亂地飲食過量。

●肥胖的原因爲何？

幾乎所有肥胖的原因，都是我們所攝取的熱量（飲食），比平日所消耗的熱量更多。其證據是，因爲無論怎樣的肥胖者，若在某一期間實施斷絶熱量的斷食法，或是控制飲食的節食法，都一定會瘦下來。

另一方面，也有所謂因營養偏差的營養失調而造成肥胖的説法，這是因爲採取偏向某

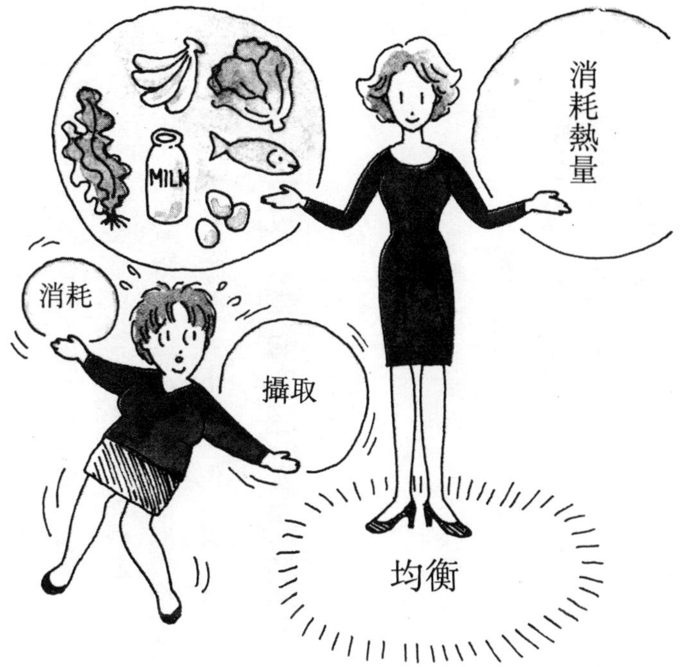

一種營養的飲食法，缺乏維生素、礦物質，導致糞便或尿液的排泄力降低，並伴隨著浮腫的肥胖。這個時候，事實上與其說肌肉及脂肪的份量增加了，不如說滯留於體內的糞便及尿液的份量增加了。滯留於體內的糞便及尿液的份量，一般認爲，較多的人有四公斤至八公斤左右。

腎臟功能降低，尿液排泄力減退的人，只要利用提高腎臟功能的成果，實行三天的飲食控制，速度快的人，可以瘦下四公斤之多，連浮腫也能完全地消除。這時，藉由飲食限制，腎臟功能發揮了作用，排泄力也提高了，而排出聚積於體內的水毒，結果便瘦下來了。

由此例子我們所瞭解的，即使是因營養　的偏差而引起的肥胖，只要限制攝取的熱量，減輕對腎臟的負擔，腎臟就會恢復本來的功能，排泄力也會提高，而不斷地瘦下來。因此，如果攝取的熱量不至於超出消耗的熱量，那麼，就絕對不會形成肥胖。也就是說，只要是遵從身體的要求、能取得均衡的飲食，且食量少一點，大概就不可能肥胖的。儘管大家都瞭解這個道理，但事實上卻無法做到這一點而苦惱不已。

●喪失心靈的安適就會飲食過量

爲何會飲食過量呢？其原因在於心中不得安適，感到不安。那麼，什麼樣的時候會喪失心中的安適呢？

這便是無法原諒某人、充滿怨恨的時候，或是心中有擔憂、煩惱或牽掛的時候。再者，失去人生的目標時，或者，與個人的潛在意識所期望的人生方向背道而馳時，心靈都會不安適。處於如此狀態時，由於自律神經（即調整血管系統、荷爾蒙系統、內臟系統功能的神經）功能紊亂了，位於間腦下視丘的食慾中樞神經無法正常地發揮作用，因此，導致飲食過量或食慾異常。

自律神經敏感地反應出我們的心理作用。心中安定時，雖能正常地發揮作用，但心中迷亂或緊張時，立刻會使自律神經功能產生錯亂，導致不正常的毛病。因此，當我們心中能獲得滿足時（感到真正的安適），就不會有過度飲食、食慾不正常的情形。

舉例而言：當朝向某一目標而邁進，生活很充實時；當工作順利地進展，沒有煩惱，一切都很圓滿時；當墜入情網且彼此相愛時，由於心中非常地滿足，因此，不會去吃下超過身體要求的食物。總而言之，當心中寂寞、失去幸福感時，未滿足的部份，無非是以裝滿胃袋的方式取代之，亦即以物質的豐盛去彌補心靈的空虛。

那麼，要使心中呈安適、滿足的狀態，應如何做才好呢？這並非多麼困難的事情。只要經常懷有理想及願望，在心中浮現實現它們時的喜悅情景，甚至明明白白地體會它們的真實感即可。若描繪形象，逐漸地感受到實現時的喜悅，它們必定會不斷地實現。因爲在我們三度空間的世界所發生的事情，之前已在四度空間以下的世界（心靈、精神的世界）發生，這便是心靈的法則。

大多數人的心靈未滿足，產生緊張不安的原因之一，在於多半人一長大成人就認命於人生已過了一半，對許多事物都斷念了，而對自己的人生失去理想及願望，完全地絕望了。那麼，爲何會失去理想及願望呢？這是由於不瞭解心靈世界的法則，而絕望地認爲，即使希望去做不可能實現的事情也莫可奈何。

相反地，如果真正瞭解心靈世界的法則，明白自己由衷認真地期望的事情一定會實現，那麼，幾乎所有的人都能使心中鼓起夢想及希望，使幸福感重回心中。

●將負面能量變換爲正面能量的「止觀冥想」

心靈未被滿足的另一個原因，是心中有煩惱或牽掛的時候。所謂的心靈，即使是對別人可以蒙蔽、愚弄的事情，對自己卻無法欺瞞、哄騙。爲此，一旦不去解決煩惱或牽掛的問題，任意地擱置不管，則這些負面的意念，在隨著時間消逝的同時，即使表面上看起來似乎已忘掉的事情，仍會進入心中的無意識層，因此，一直被記憶著，存留在心靈檔案之中。而且，如果隨著年歲增長的同時，這樣的問題愈多，那麼，心中也就愈不斷地充滿著負面能量。

因此，即使認爲現在似乎没有任何煩惱，其實，心靈仍會經常沈重得寂寞、空虛起來。如此一來，胃腸愈强健的人，爲了滿足心靈的空虛，愈會吃、喝超過必要的食物，結果形成肥胖的原因。

縱令現階段沒有特別的煩惱等問題，但不知爲何總覺得心靈仍未滿足，而有飲食過量習慣的人，一一回想從出生至今，心中所牽掛的問題，想一想那個問題應如何去做才能順利排解，變得圓滿、和諧?也就是說，回想心中所存在的問題，思考其原因，最後在想像之中，試著將那件不圓滿、不和諧的事件重現爲理想的形象。

這便是將累積於心中的負面能量，變換爲正面能量的「止觀冥想」。

藉由此一「止觀冥想」，將過去不盡圓滿、和諧的問題一一地改變成圓滿、和諧的結果時，心中的負面能量就變成正面能量，心靈逐漸地輕鬆起來，心靈也滿足了。

總而言之，瘦得苗條美麗時，爲了繼續維持這種美麗，首先應對人生懷有理想及願望，然後，以實現這些目標時的喜悅去滿足心靈，心中充滿了美好的遠景，重新將截至今天爲止，心中所牽掛的問題排解掉，改變成圓滿、和諧的形象，這兩點很重要。

止觀冥想的方法

①首先，進行10～20次冥想呼吸（參照68頁），使心靈平靜下來。

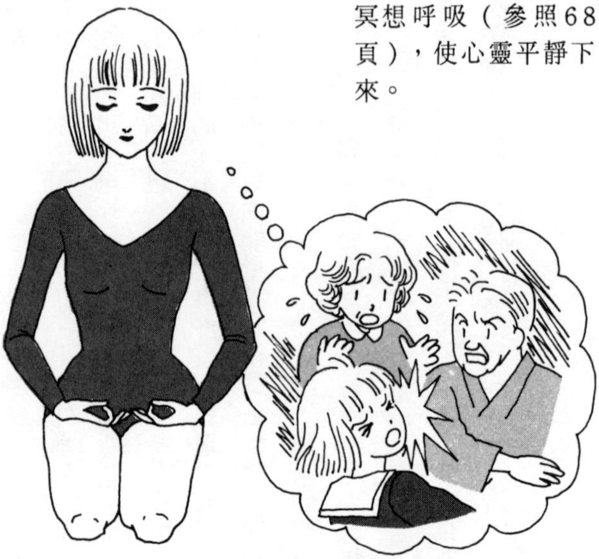

②心靈平靜之後，將自己心中牽掛著的問題，或是被捲入使心靈動搖的事件停止下來，在閉上眼睛冥想之中，站在第三者的立場，以看電影也好的心情去回想一番，凝視此一情景。如此一來，便可看清楚事件的真相，找出問題的原因，進而消除心中的牽掛，使內心平靜。

③其次，儘可能地回想當時自己內心所出現的不調和感。

④接著，追究這些不調和感爲何產生的原因。

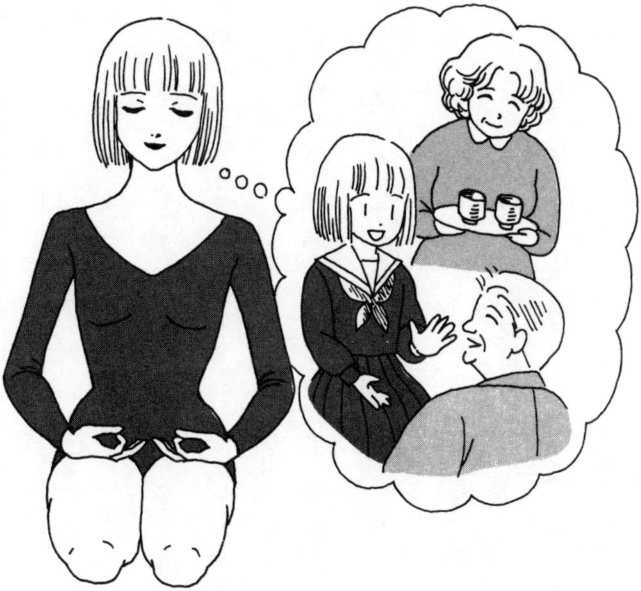

⑤然後，如果當時自己的內心可以調和下來，那麼，便思考那個事件是如何展開的？也就是說，在冥想之中將那個事件置換爲理想的事件，試著在心中再次重現看看。如此一來，那個事件的場面就會展開在被調和了的場面，變得和諧、圓滿，不再有不協調的感覺，不再有任何缺憾、不滿。

⑥今後遭逢同樣的事件或問題時，應以什麼樣的心態去面對才好？再者，爲了不致於再度產生那樣的不調和感，要怎麼辦才好？——這些都要一一思考清楚。

以冥想方式如願以償地限制飲食

二個月減輕了八公斤

距今約六年以前，當時年約三十五歲的家庭主婦A女士，到我所舉辦的冥想班來拜訪。當時的A女士，不但非常肥胖，而且令人有眼神空洞、呆滯，氣力虛脫的感覺。根據她的敘述，最近有心悸、暈眩的現象，心臟非常痛苦，當她因心緒不穩，心神不寧而到醫院去時，被醫師吩咐：「無論如何要減肥了，若再不減輕體重，則疾狀就不會消失。」

●如願以償地瘦身減肥時的優點

對懷有「不管做什麼都好，只希望減肥」的目的而參加冥想班的A女士，我請她在紙上具體地寫出希望變成什麼樣的身材比例。根據這一份「志願書」，她的理想是儘可能在短期間內減掉八公斤之多，使腰部及大腿纖細一點，使氣喘的毛病消失無蹤，希望自己每天能以爽朗的心情去對待先生及孩子。因此，她立刻將自己瘦削時的照片貼在經常看得見的場所，例如廚房等等，以提醒、警告自己。同時，與在心中作描繪自己照片那副纖細模樣的訓練一起，也在心中反覆想著變成理想的自己時，對自己及周遭的人們所產生的優點。

那些優點是，當她瘦下來且心情穩定時，像以往那樣一天到晚經常不安，或是苛待先生及孩子的情形都不見了，家庭變得明朗、快樂。只要焦慮不安消失無蹤了，身體狀況當然就會轉好。因此，以往感覺很麻煩而懶得去做的家事及購物等工作，都有所

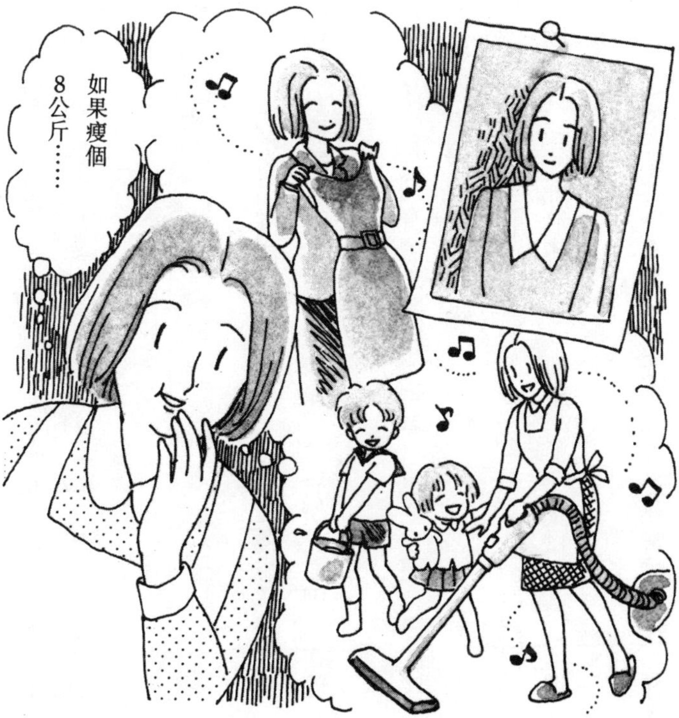

進展，因爲肥胖而一直穿不下的緊身衣，雖早就想要學習卻無法前去的爵士舞課，都大有改變，不但穿上了緊身衣，也上成了舞蹈課，諸如此類，令人意想到生活之中發生了各種各樣的變化。

壓力的原因——將眼睛朝向「意念」●

如此做法的A女士，在每天冥想之中描繪自己理想的身材比例，而在反覆想像達成此一目的時候，所獲得的喜悅，便可察覺使身體狀況錯亂、失常的原因，所謂的原因，在於A女士平日的思考方式、想法。

她在此之前從未思考過想法，意念直接影響到身體的問題，再者，也從未將自己的注意力朝向自己的「想法」，而思考平日自己想些什麼的問題。

但開始冥想之後，當己能逐漸將心朝向內面去檢查、審思自己經常在想些什麼?這時，我發現自己一整天所想的事，幾乎都只是「好無聊」、「討厭」、「真糟糕」、「傷腦筋」等負面的想法，也明瞭這些想法正是形成壓力的原因。

舉例來說，打掃時想著「憑啥我非得做這樣的事不可?」或是「真是無聊的工作，好

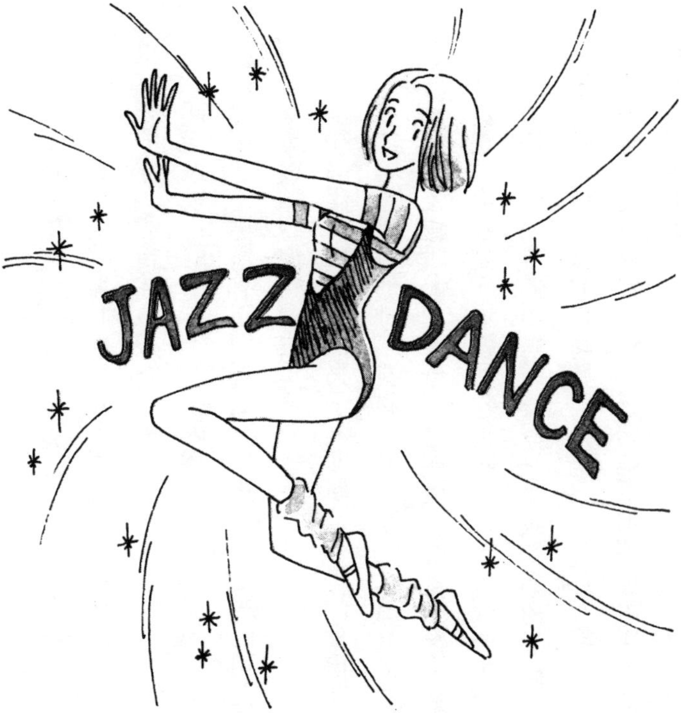

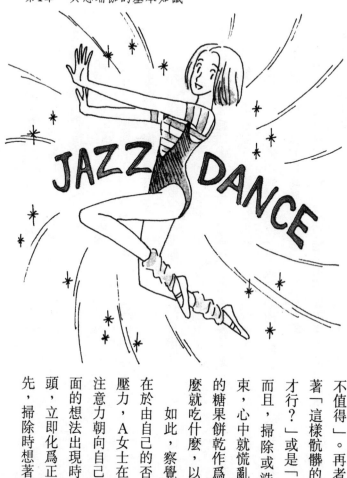

不值得」。再者，洗碗盤時，也想著「這樣骯髒的東西我爲何必須洗才行？」或是「真是麻煩透頂」。而且，掃除或洗碗盤的工作一結束，心中就慌亂起來，順手將家中的糖果餅乾作爲慰藉，不管摸著什麼就吃什麼，以排遣心情。

如此，察覺到飲食過量的原因在於由自己的否定性想法而產生的壓力，A女士在生活之中將所有的注意力朝向自己的「想法」，當負面的想法出現時，立刻打消此一念頭，立即化爲正面的思想力量，首先，掃除時想著「我能待在這個房子裏，全拜先生之賜。好歹回報一下，打掃得乾乾淨淨，想請先生品味快意舒適的氣氛」。再者，洗碗盤時，也想著「拜這些飯碗之賜，能領受美食，真是感激不盡。碗盤洗得乾乾淨淨，心情才會很好」。

同樣做以往的工作，但正因爲改變爲正面的想法，結果有了一百八十度的大轉變。也就是說，在一邊懷有正面想法、一邊工作之後，由於心靈的爽朗、滿足，因此，肚子不餓卻去吃零食的習慣也消失了。

以往的焦慮不安也消失了，即使是少量飲食也能滿足。

參加冥想班時的她，身材尺寸大小是：身高一百五十公分、體重五十六公斤、腰圍七十三公分、大腿四十九公分，但僅僅二個月之後，就按照最初的目標，體重減輕了八公斤，變成四十八公斤，腰圍六十四公分，大腿四十五公分的標準體型。

結果，一向苦惱不堪的心悸、暈眩、心臟的嚴重痛苦完全解放出來，心靈安定了下來，先生及孩子都非常高興。

一年以後再見到她時，感到她更加苗條，決心瘦身目標之一的緊身衣，已能穿了，快樂地去上爵士舞課。

利用想像的力量連體型也改變了

獲得健美世界選手權且東方人初次獲得獎牌的男性

其次，參加我的研究班的某位男性，藉由想像的力量，將自己的身體創造成符合自己目標的體型，如願以償地擁有一副好身材，現在我們來談談這位男性的故事吧。

這位K先生，進入東京大學不久就被帶領至健美的世界，弄得疾病纏身，留下病根。但他覺得自己的使命在於透過體操而有所作爲，之後連大學也休學了，專心一意地邁向體操的世界。

開始鍛鍊身體的當初，二十一歲的身高爲一百七十公分，體重五十七公斤，是普通的體型。

但是，在開始練健美僅僅第四年，二十五歲的他，甚至已能成爲實業團的日本代表，以及亞洲冠軍。

他在短期間內，能獲得冠軍寶座的秘訣，正是在於描繪形象。

●利用冥想，引出本來的力量

儘管將與K先生相同程度的時間花在每天的練習上，但幾乎所有的人都無法成爲冠軍。

那麼，其不同在哪裏呢?這是因一個人能否在某種程度上鮮明地描繪、想像自己目標中的體型而異。也就是說，憑藉是否能在某種程度上獲得潛在意識的協助，個人的差異就顯現出來。K先生對冥想與鍛鍊身體之間的關係，曾說道：「我認爲對從事於健美的人而言，冥想是不可或缺

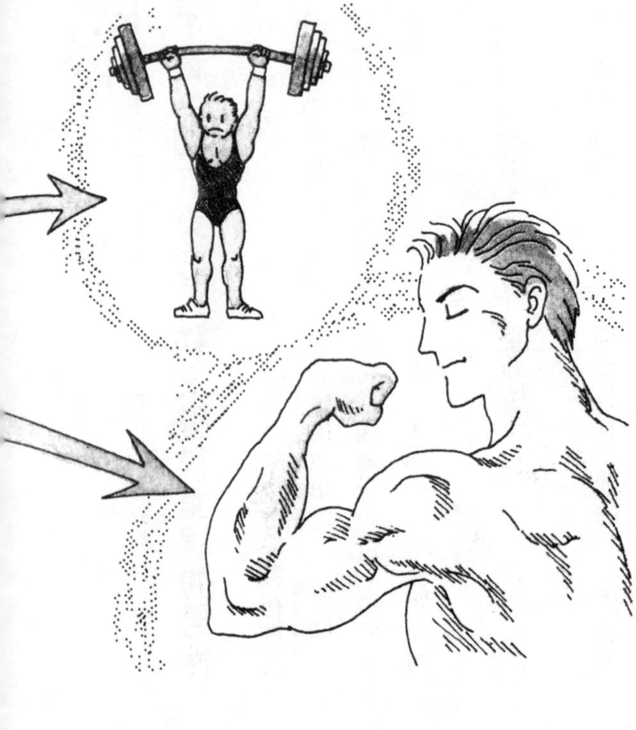

的東西。我一順利地進入冥想的狀態、鍛鍊身體，就可以獲得潛在意識的協助，發揮以往絕對無法產生的力量，那一次才能出現新的記錄，顯出實力。」

自古以來即有「火災現場的傻勁」這一句話。顧名思義，這一句話是表示，人類本來就具有一種潛在力量，在像火災那樣的非常時候，可以帶著日常絕對拿不動的重物而逃生。

然而，稍後即使想要再次拿起這個東西，卻拿了二次也無法提起，相信許多人都有過這種經

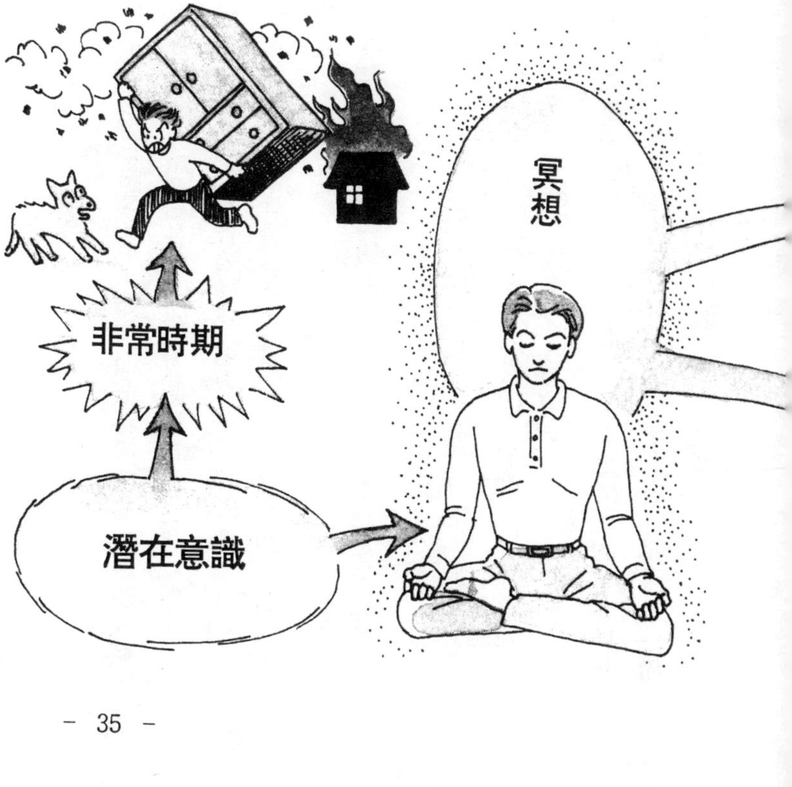

驗。

爲什麼只有火災時才能顯出日常使不出的力量呢？這正如前面一再說明的，因爲人類的潛在意識中，任何人都具有令人無法置信的力量及智慧，所以有時連自己也會吃驚於這種力量的巨大。爲此，在非常時候，幾乎所有的人都沒有思考各種事情的餘裕，不過，「要帶著這個重要的東西逃生」的强烈念頭與潛在意識「互通聲氣」，即使是對於日常不會去拿的東西，也能發揮力量。這也證明，即使是一次，要拿這種重物時，人類身上原本就潛在著這種力量。然而，由於平時認爲自己沒有如此的力量，因此，只不過是無法發揮力量，並不值得大驚小怪。

要引出我們原本就具有之力量的方法，是在冥想之中實施描繪形象的訓練。如果能在想像之中明確地描繪出將自己作爲目標重量的啞鈴，完全舉起的模樣，那麼，實際上便可引出並實現那個啞鈴重量的力量。

因此，一旦自信增加了，則逐漸地每次提高目標時，同樣的事情也是可能的，亦即想要引出某種程度都有可能，將一個人所具有的潛在力量令人無法置信地引出。而且，伴隨著這種力量而來的類似力量增加了，有可能創造出像健美先生那樣的體型。

距今六千年前，已經在瑜伽之中研擬出使用冥想的力量，以此一力量如願以償地創造自己的身體爲目的的方法。所謂的方法，是在想像之中握著自己決定重量的啞鈴，然後，準備在手或腳上實際地增加重量負荷，實施身體的訓練。在瑜伽行者（實行瑜伽術的人）之中，有人僅僅在想像的程度，作握持實際的啞鈴訓練，就增加同樣的肌肉力量，使肌肉發達。即使只是想像的程度肌肉就發達起來，那麼，實際上一邊描繪形象一邊握持啞鈴，一邊增加肌肉一邊實施訓練，那麼當然能產生效果。

來自身體的訊息——傾聽內在的聲音

話題再回到K先生身上，在獲得亞洲冠軍的寶座之後，他對冥想的世界產生興趣，更深入地接觸此一世界。以往雖無獲得世界健美選手權，且東方人獲獎的例子，但一九九〇年想向世界選手權挑戰之心從心底湧上來，他決心參加比賽。儘管有過四年的空白期，但下定決心之後，他在三個月之間就創造出比賽的體型，很難得地，身爲東方人且第一次參賽，他就在迷你級的比賽達成得獎的目標，給予許多東方健美選手們的希望及勇氣。

那麼，在下定決心之後的三個月期間，K先生爲了創造自己理想中的體型，做了什麼樣的想像及訓練呢？

九〇年五月中旬，A先生收到來自某個健美協會的邀請函，上面說：「今年九月在大阪所舉行的世界健美選手賽，希望務必出席參加比賽。」之後，他下定決心要向此一機會挑戰，覺悟要作相當的心理準備，在準備參賽上需花費一年左右的時間，更需以三個月就創造出適合比賽的體型。

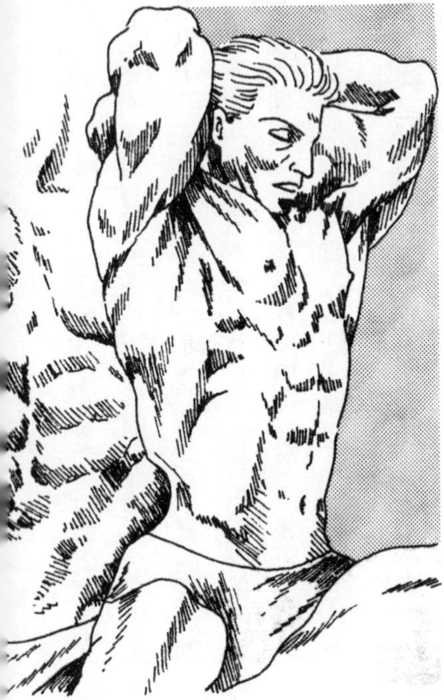

他下定決心參加比賽之後，首先做的第一件事便是，明確地想像比賽當天自己理想中的體型，並製作了其間三個月的大手筆訓練計畫、飲食的菜單。然後，對於如何下工夫研究按照想像創造理想的體型，如何作訓練，甚至如何攝取飲食的量及質最爲理想等問題，每天一邊在冥想之中傾聽來自身體的訊息，一邊以此一訊息的靈感啓示的指導

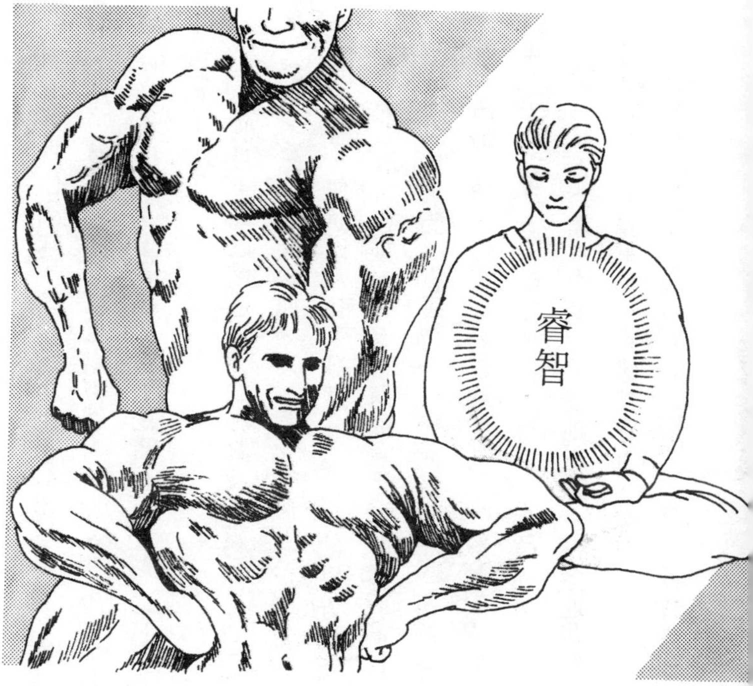

爲根本，加以實踐。他的健美運動指導，並非人間的凡人，而是他內在的聲音（心中的睿智）。

在健美的世界，認爲理想的體型是肌肉及血管很發達，但多餘的脂肪近乎零的體型。

而且，作爲使多餘的脂肪接近零的方法，K先生感到有必要接受來自身體的訊息，且第一個月無論如何應儘可能地擴大體型，爲了使營養遍及於肌肉及骨骼，蛋白質、脂肪、碳水化合物等物質都吃得很多，但要保持均衡良好，一邊作使身體魁梧的努力，一邊一直作訓練。結果，下定決心出場參加比賽時，原本僅有八十公斤的體重，達到九十公斤，僅僅一個月就可以增胖十公斤。在這一個月裡，由於目的是擴大身體體型，因此，只是集中於重量訓練，每天約實行五小時。此一期間，每天的飲食所攝取的熱量約八千卡路里。

第二個月，則以創造强健的肺臟及心臟爲目的，雖照原狀維持已增胖的體重，但肺臟及心臟仍可忍受負荷。原因是，强化肺臟及心臟有助於使全身的血液循環轉佳，提高營養吸收的效率，使肌肉强化、發達。爲此，飲食方面減少脂肪份量及蛋白質份量，取而代之，多多攝取澱粉質，一天約攝取六千卡路里的飲食。

其理由是，要一直維持一度變大的細胞，當減少脂肪及蛋白質，大量攝取澱粉質，然後盡力活動身體，便可提高胃腸的功能，減輕對內臟的負擔。而且，每天約實行五小時的訓練，除此之外，不斷追加騎自行車一小時，游泳二十五公尺四十圈（共一公里），利用室內練跑裝置（在室內進行的慢跑運動）以全速跑四公里等等。此一期間，儘管運動量顯著地增加了，但體重仍一直維持在九十公斤。

令人不可思議的是，一進入第二個月，飲食方面便限制脂肪及蛋白質，比第一個月所攝取的卡路里減少，儘管騎自行車、游泳、室內慢跑等運動，一天約增加三小時艱難的訓練，但是，體重幾乎與第一個月沒有不同。其理由是，進入第二個月之後，吸收營養的效率變得比第一個月更好。因此，儘管攝取更少的卡路里，且增加了更艱難的訓練，但體重並未減輕。這樣愈可變成吸收營養效率更好的身體，即使肌肉如何地發達，再創造脂肪減低至最大限度仍可忍受負荷、保持體力之體型，還是很有可能的。

逐漸進入第三個月，著手於最後的結尾工作，驗收成果。此一期間，運動量雖增加超過以往的量，但飲食方面脂肪及蛋白質幾乎都減少了，而攝取以澱粉質爲主體，一天約三千卡路里的飲食。而且，爲了儘可能地燃燒體內的脂肪，不斷增加提高心跳數，吸入許多氧氣的有氧運動量。爲此，按照以往的重量訓練做法，一天約四～五小時，再加上有氧運動的騎自行車一小時，游泳五十公尺游二十圈，且以二十分鐘一口氣地游完，以及室內慢跑約六十分鐘，以全速跑完十公里。

● 按照想像創造出自己的身體

在這樣的訓練及飲食上，大約花費三星期的時間，K先生將體重從九十公斤減輕至八十五公斤。也就是說，藉由有氧運動吸入多量的氧氣至體內的結果，可以使十三公斤的脂肪燃燒。

而且，即將出場參加比賽的一星期期間，前三天一邊實行只吃水果及蔬菜的半斷食法，一邊一如往常地實行訓練，進而使殘留於體內的脂肪燃燒。K先生在這三天之間再減掉四公斤殘留的脂肪。在最後的三天之間，爲了創造給予細胞潤澤、具有生命力的肌膚，斷絕鹽分的攝取，多量地攝取含有少量澱粉質的食物及含有多量纖維質的水果。結果，變成體重八十四公斤、胸圍一百三十公分、腰圍七十九公分、大腿六十八公分的身體，面對比賽，很難得地達成以東方人身份第一次得獎的目標。

關於健美的身體鍛鍊，K先生經常碰到的問題是，如何打破東方人的體型限制？打破這個藩籬的方法，是具有崇高的理想及作想像的訓練。因此，平常當我面向鏡子時，便常在心中警戒自己：「現在映在鏡子上的模樣，是自己的假象，是迷惑的形貌！」實行閉上眼睛，將自己理想中的形象影像化，呈現出具體的形貌，相信那個形象一定會實現。而且，我向自己的身體說：

「肩膀啊！如山脈般地聳立，背部啊！比太陽更寬潤。胸部啊！你的一口氣就吹起龍捲風。腳部啊！你的一踏步就搖撼大地。手臂啊！支撐起天空看看吧！」

最後，在心中强烈地刻劃著：「我無論做什麼都要建立起肉體的城堡！」

接著，以冥想使心靈沈靜下來，傾聽來自身體內在的聲音，一邊與身體商談，一邊不斷地調整訓練及飲食。

爲了更清晰地聆聽來自身體的訊息，斬斷自己內心的迷惑，繼續努力地維持内心的平安。每一個比賽時，都同樣做到持續地

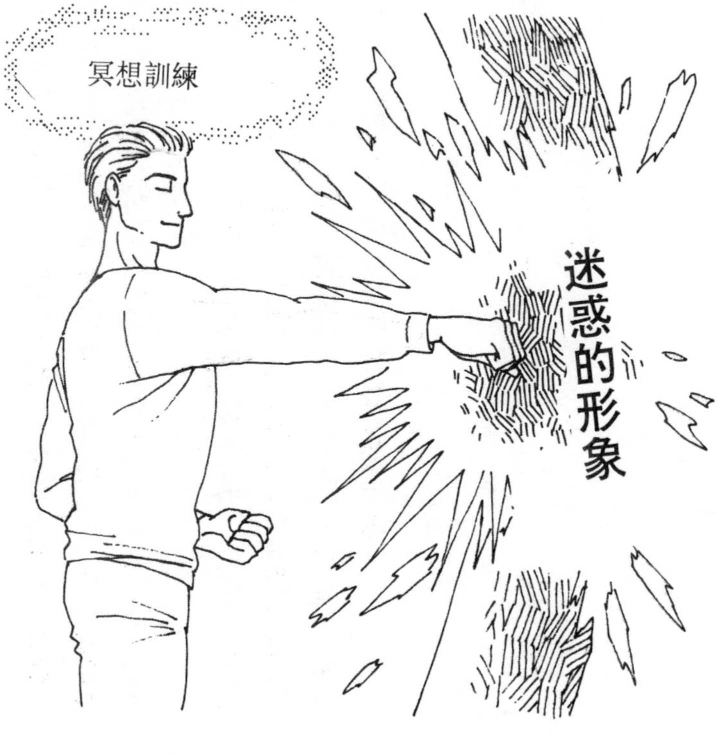

描繪形象且能專心於訓練。從臨出場參加比賽的二星期前，簡直就像被人雕刻了身體一樣，必要的肌肉都提高了比例，多餘的脂肪則眼看著就要減除；比賽的當天，成爲按照平日自己所想像的，擁有理想的體型。我所認識的頂尖級健美選手們，都是在冥想之中實施描繪形象的訓練，創造理想的體型。

K先生的例子，也許被認爲特殊的案例，但他從和普通人一樣的身體，創造出自己的理想體型，且全憑一己的努力。因此，任何人只要能持續地認真想像自己理想的身材比例，便可被教導爲實現此一理想的「方法論」，藉由實踐此一「方法論」，便有可能按照自己的想像去創造自己的身體，K先生的例子不是以親身經驗教給我們了嗎？

藉由冥想呼吸能消除多餘的贅肉

十二天就瘦下六公斤的落榜生

另一位男士儘管每天吃三餐，幾乎不活動身體，但僅僅藉由冥想及呼吸法，十二天之間就瘦下六公斤，將多餘的贅肉全部減掉，而半年之後的現在，仍舊維持體重。

●以冥想呼吸法直接吸入氧氣

這位二十三歲的T先生，當時是落榜生，爲了明年春天考上理想中的學校，作爲考前一年的準備，可以提高集中力，效率良好地讀書，他在埼玉縣的名栗接受了二星期名爲「內觀」的冥想研修指導。

所謂的內觀，是一天坐上十五小時左右，爲了瞭解自己而回顧從出生至今的方法。此一方法的內容是，一整天爲了使心靈集中，連三餐也在被固定好的場所、一個人獨自用餐，在一天之中，活動身體的時間只在上廁所及洗澡時。普通的人，在此方法裏，全部吃下擺出來的三餐，持續著二星期一直打坐的生活時，大概是不會瘦下來的。

但是，由於T先生體會了冥想呼吸法（方法參照68頁），因此，認爲若此一期間併用冥想呼吸法，則可防止打瞌睡，他將此一呼吸法分成十次，一天做五百次，在十二天的內觀研修中實施著。結果，每天津津有味地吃三餐，卻在十二天就瘦下六公斤來。

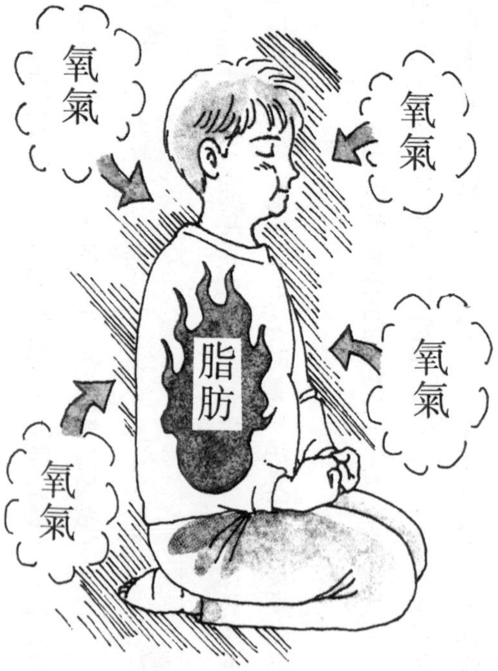

那麼，爲何僅僅以冥想法，儘管完全不活動身體也能瘦身減肥呢？其理由是，因爲T先生藉由一天五百次的冥想呼吸，能效率良好地將多量的氧氣吸入體內。正如前一節談過的K先生，藉由多量地吸入氧氣至體內，可在三星期就瘦下十三公斤一樣，使身體多餘的脂肪燃燒的秘訣，正是多量地吸入氧氣至體內。

●吸入氧氣至體內的效果

普通人平常藉由一次的呼吸所攝取的空氣量，約爲一百五十～二百五十c.c.的程度，但由於瞭解冥想呼吸的人在進行此一呼吸法時，一次的空氣攝取量超過七百五十c.c.以上，所以，有可能每次攝取三倍以上的氧氣。

那麼，一旦多量的氧氣吸入體內會具有什麼樣的效果呢？首先，由於體內的脂肪藉由充分足夠的氧氣燃燒起來，卡路里被改變了，因此贅肉得以消除；也由於藉由血液之中輸進多量的氧氣，得以淨化血液，因此，有疾病的人其自然治癒力提高了，沒有疾病的人，則有不易疲勞的身體。

由於腦部比其他的身體部位需要十倍之多的氧氣，因此，如果氧氣充分地輸送至腦部，那麼，記憶力及集中力也會增長，但一旦氧氣不足，頭部就會昏昏沈沈，沒有集中力，健忘的情形變得嚴重起來，再者也會成爲頭痛的原因。如上所述，由於將充分的氧氣吸入體內而產生的效果，是不勝枚舉的。

只要進一步實行冥想呼吸，腸的蠕動就會活潑起來，連胃腸的狀況也非常良好。爲此，T先生不僅僅是可以三餐吃得滴米不剩，吃得津津有味，而且必要的養分被體內所吸收，不必要的物質也完全排泄出來，進而脂肪的燃燒也效率良好地進行著，結果，贅肉便完全消除了。

另外，因爲腦部方面也能輸送充分的氧氣，所以集中力也增加了。據說以前T先生實行內觀冥想時，一天常被睡魔襲擊好幾次，迷迷糊糊地，但接下來這個現象竟消失了，由於比以前更能集中注意力，能實行內觀冥想，因此，可以獲得各種各樣的警惕、察覺。

如此一來，據說T先生不僅有精神方面的收穫，同時由於贅肉得以消除，腹部很輕鬆暢快，進入研修班時的六十八公斤體重，變成六十二公斤，身體可以感覺非常地輕鬆。進而，連以往長年被困擾著的慢性頭痛也幾乎痊癒。

在這一星期的內觀研修之後再見到T先生時，感覺上他無論心靈或身體的污垢都完全消除了，臉色也轉佳，成爲一個比以前爽朗十倍的好青年。

第2章

為了瘦得美麗的法則

利用精神冥想的力量

在這一章，我想進一步爲了希望藉由冥想而瘦得美麗，或是希望獲得良好身材比例的人，談談有關精神冥想的描繪方法及想像的必要性等問題。

●爲何而希望瘦到某種程度——其喜悅是什麼？

正如也有人獲得自己目標中的身材比例的實例，瘦得美麗一樣，但是，爲要不勉强維持那個體型，有一項法則。在第一章提及的A女士、K先生的例子，是希望創造理想體型的念頭存在於目標意識之中，而能達成此一目標。

另一方面，T先生的例子則是，本人的目標意識在於增加集中力及治癒頭痛，因此，雖僅僅想像自己「頭部完全變得爽快」的模樣，但因爲他的潛在意識是「對我來說，最好再稍微瘦一點」，所以在瘦身減肥上潛在意識也給予協助，發揮其作用。

如上所述，一開始非做不可的重要大事是，明確地說出「自己希望變成如何」的目標

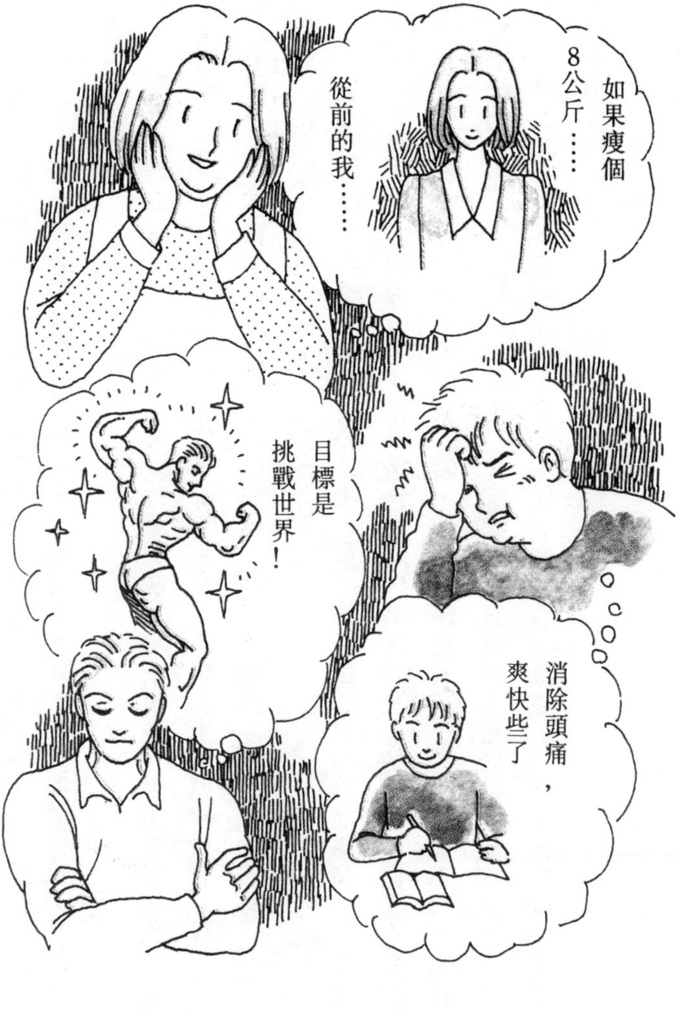
如果瘦個
8公斤……
從前的我……
目標是
挑戰世界！
消除頭痛，
爽快些了

，再去瘦身減肥。與此同時，也有必要將「爲何要瘦下來」的答案明確化。

原因是，因爲我們的潛在意識爲了本人真正地變得幸福，會更加發揮協助性的作用，有助於表面意識。

因此，希望瘦得美麗的人，究竟是爲了什麼要瘦下來？再者，思考實際上獲得了理想的身材比例時，對自己及周遭的人會有什麼樣的喜悅？如此一來，就會發覺以往一直籠統地想著希望瘦下來，其實超過預期帶給自己幸福，而對於瘦身不斷地湧上意願。正是這種意願，形成了使不斷地描繪想像變成可能的原動力。

而且，下定想要瘦得美麗的强烈決心之後，重要的是在心中明確地想像（影像化），自己理想中的身材比例。此時，也並非只是含糊地描繪瘦得美麗的模樣，而是在精神冥想之中將理想的形象明確化。爲此，可能的話，如果發現有與自己的身高差不多，自己希望變成像她那樣的理想中的模特兒或女明星，那麼，就將其照片臉的部份剪下來，在此一部份貼上自己的臉部照片（半身照）。然後，閉上眼睛直到能在心中清楚地描繪那張照片爲止，作在心中描繪的練習。

●描繪精神冥想的三個必要性

如上所述，在心中明確地描繪想像的必要性，有三個理由：

第一，我們所居住的三度空間所發生的事情，在此一定已在四度空間以下的世界（心靈的世界）以概念（意念）的形式產生過，因爲，這正是心靈世界的法則。舉例來說，某個地方發生火災時，住在這裏的老鼠在發生火災的數天以前就逃出了，此一事實意味著，發生火災以前的老鼠，已經察知這裏即將有火災的情況。也就是說，上次火災事前已在四度空間以下的世界發生過了。

留名於歷史上的諾斯特拉達姆斯、艾德佳·凱西，及其他許多預言者之所以能預言的理由，是因爲他們可以在事前從意念之中看見將來有可能發生的事情。

第二，由於我們的神經、組織、細胞對想像與現實無法區別，因此，一旦經常地重複想像，則神經、組織、細胞也會產生按照想像的反應，一直形諸於現實的事實。

比方說，在催眠術的實驗中，施加催眠術的人（施術者）在被施加催眠術的人（受術者）手上，暗示：「從現在開始將煮沸的熱水澆在手上。」

只要淋上冷水就會相信施術者的受術者，手變得像真正燙傷了一般，皮膚變紅、變腫。被施加如此催眠術的人，儘管實際上澆在手上的是冷水，但由於熱水淋在手上的暗示，爲了想像當熱水淋在手上時的情景，神經、組織、細胞便顯示出與淋了熱水、燙傷時同樣的反應。

再者，爲了確定藥物的心理效果，醫師會有一種試驗患者的實驗。舉例來說，醫師將麵粉交給胃炎的患者，說道：「只要吃下這種藥，你的胃痛就會完全地

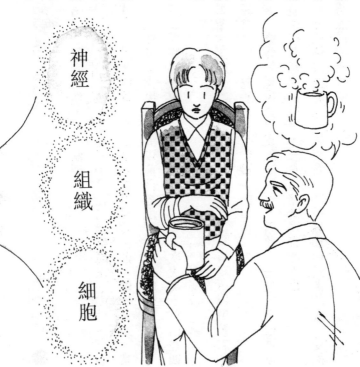

消除，連食慾也湧出來，逐漸可以安眠。」如此一來，儘管這種藥其實是麵粉，但只要相信醫師的患者吃下它，身體在數天內就會呈現有如醫師告知的反應。（其他對身體無害、看起來像藥般的東西，任何東西都可以）

像這個例子，即使只是麵粉，如果可以清楚地想像自己一吃了它胃痛就消除了，食慾也湧上來，而且睡得很安穩，那麼，現實將按照想像的情景，胃痛果真痊癒了。

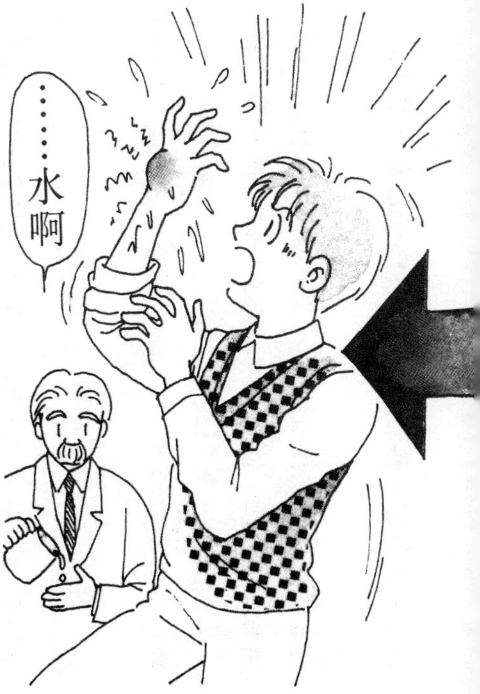

和這有關的故事，我以前曾從一位認識的醫師那兒聽到如下的事情：

「我是採取儘量不開出藥單的方針。與其如此，不如思考如何提高患者的自然治癒力，治癒疾病，作建議。但仍有患者以爲若不吃藥疾病便治不好，一旦不開藥就不諒解的人也很多。對這樣的人，與其說明藥物的副作用，不如將完全有副作用的麵粉裝入藥袋，吩咐說：『只要一星期都吃它，現在的症狀就會消失，逐漸好轉了。』如此一來，很不可思議地，症狀真正地消失了，『那種藥非常有效！』的答謝者相當多。」

如上所述，所謂的藥物，與其說成份如實地發揮功效，不如說根據吃藥的人對那種藥具有什麼樣的概念、印象？相信其藥效至何種程度？每個人給予身體的反應是不同的。

第三，因爲我們潛在意識對有關曖昧不明的事物無法發揮充分的力量，而將目的鮮明化、明確化時，便可發揮充分的力量。

這與照像機的原理相同。

曾拍攝過照片的人，任何人都體驗過的一件事是，拍攝照片時，只要將焦點對準對象物，按下快門，便可完成鮮明清晰的照片，而焦點移動時，就只能拍出模糊不清的照片。因此，我們若連追求理想的身材比例及美感時，也只是含糊地說「希望瘦一點」或「希望變得美麗」，則只能得到曖昧不明的結果。爲此，有必要將個人理想中的形象，具體地明確化！

一開始時，即使想要描繪形象，也是模糊不清的形象，很多老是無法描繪的人，但在反覆的練習之中，就逐漸可以鮮明地描繪出形象。無法順利描繪時，即使只是想像也好，請反覆地練習。

那麼，描繪形象的練習要做到什麼程度才好?由於形象是在一瞬間形成的，因此，在能達成目的之前，請一整天中一察覺此時就做幾次。

步行或在電車上也好，工作之餘的時間也好，只要有做的念頭，則無論何時都可去做。

●「意念」的能量能調整環境

人類的「意念」（具有目的意識的想法或冥想，具有創造事物的力量。我們在說某件事、採取某個行動之前，一定在心中有意識地或無意識地思考過一遍）。

因此，所有的行動或現象（現實中所發生的事情），最初先有「意念」，這些意念付諸行動，只是被現實化，成爲事實而已。

由於「意念」是一種能量，因此，我們反覆又反覆思考過的事情，成爲「意念」，强烈的磁場不斷地放射到自己的周遭。

如此一來，感應到此一磁場的人們，給予自己爲了實現此一「意念」的協助，必要的環境得以整備，通往達成目的的道路也輕易地打開

比方說，在第一章談過的家庭主婦A女士，在醫院宣佈「妳若再不減肥，身體會很危險」之後，下定將來無論做什麼都想要瘦下來的强烈決心時，偶爾得到友人的介紹，來參加我的冥想班。

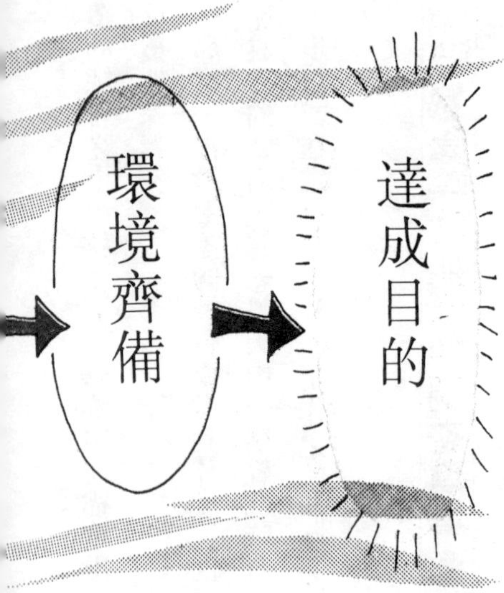

健美選手K先生不以亞洲冠軍的頭銜爲滿足，當默誦「總有一天一定要參加世界選手賽」時，冥想的訓練有所進展，集中力增加，恰好處於良好時期，接受來自某一健美協會的強力推薦，據說，周遭的人們爲了K先生出場參加比賽的準備，一切都爲他整頓好。

另外，T先生的情形是，基於消除頭痛、增加集中力的目的

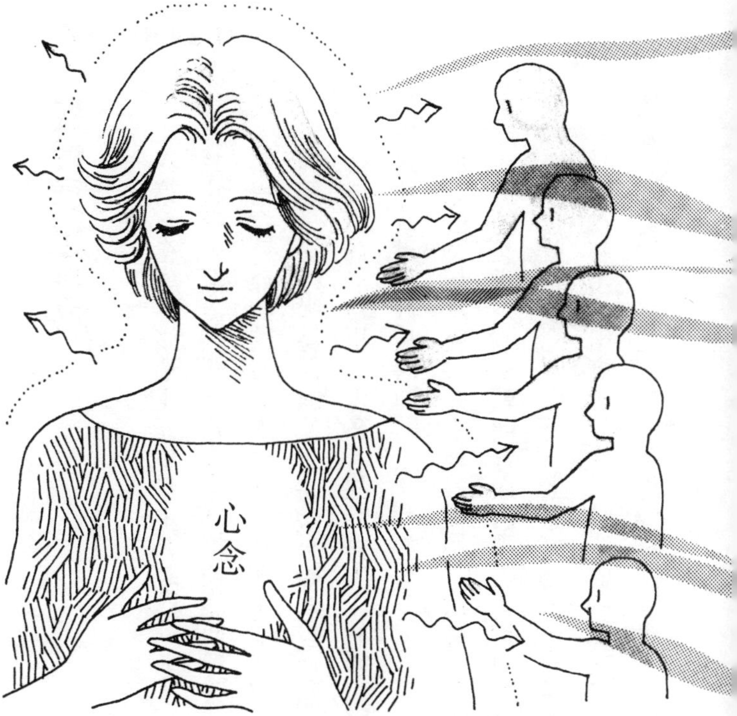

，參加我的研究班成爲契機，使他體會了冥想呼吸法。在此一研究班之中，聽到淨化「心靈關係著增加集中力」的理論。接著，爲了謀求心靈的淨化，增加集中力，應實行「內觀」。

如此一來，一旦將目的明確化，持續地想像實現目標時的形象，對個人而言，必要的環境便逐漸地整備。而且，爲了進而達成目標而非做不可的事，被以靈感啓示的形式告知我們。

之後，只要在生活之中實踐這些靈感啓示，就一定能在自己適切良好的時期，不斷地將自己所描繪的理想形象付諸實現。

實行冥想呼吸

在第一章中，談過T先生藉由冥想呼吸，十二天就瘦下六公斤的故事，像那樣儘管調整身體狀況，但短期間就效率良好地使脂肪減少，而且不會恢復原狀的方法，即是冥想呼吸。第一章所介紹的三名人士，全都在生活之中活用了冥想呼吸。

利用冥想呼吸爲何能使脂肪減少呢?只要體內充分地吸入氧氣，多餘的脂肪就會燃燒，被還原爲卡路里。現在，我們就來談談冥想呼吸的實際做法，以及關於根據冥想之想像訓練的效果及方法的問題。

所謂的冥想呼吸，並不僅是使用下腹部（丹田）重複吸氣、吐氣的呼吸動作而已，也是將我們的意識（心）朝向每次的呼吸，進而配合個人的目的，一邊描繪形象、一邊進行的呼吸。也就是說，呼吸時一邊意識呼吸、一邊實行冥想的呼吸法。

我曾在利用丹田實行冥想呼吸法的訓練之中，發現一邊進行此一呼吸法、一邊進行想像訓練的美妙，將此方法命名爲「冥想呼吸」。以後，承蒙參加研究班的人士實行此「冥想呼吸」，有許多人舉出各種各樣的效果。在此，提出其中的例子談一談。

●一邊整理誘發疾病的壓力原因

首先，來談談以一星期的冥想研修子宮肌腫就痊癒，銀行女職員B小姐（二十四歲）的故事。這位小姐，懷著嚴重的苦惱來研修所拜訪。她的苦惱，是在醫院被診斷爲「子宮肌腫」，因爲肌腫已經變成拳頭般大小，所以除了施行手術之外別無他法，被宣告此一消息時，她受到極大的衝擊。

由於B小姐即將結婚，無論如何都不想接受手術。她決心向公司請假，將這一星期的時間花在冥想研修的課程上，然而，即使接受一星期的研修仍無治癒的希望，那麼，最壞的情形是準備進行手術，她便是以這種想法來參加研修的。

她在這一星期之間，一天八小時左右都放在爲了淨化心靈的冥想（反省性的冥想）上，之後將一天分成十次，一次實行五十次的冥想呼吸法。她在每次實行呼吸法時所描繪的形象，是自己拳頭大的肌腫完全地消失了，身體健康且每天以爽朗的心情工作的模樣。

而且，B小姐在冥想之中發覺，自己子宮肌腫的原因，在於因心理的各種糾葛而引起

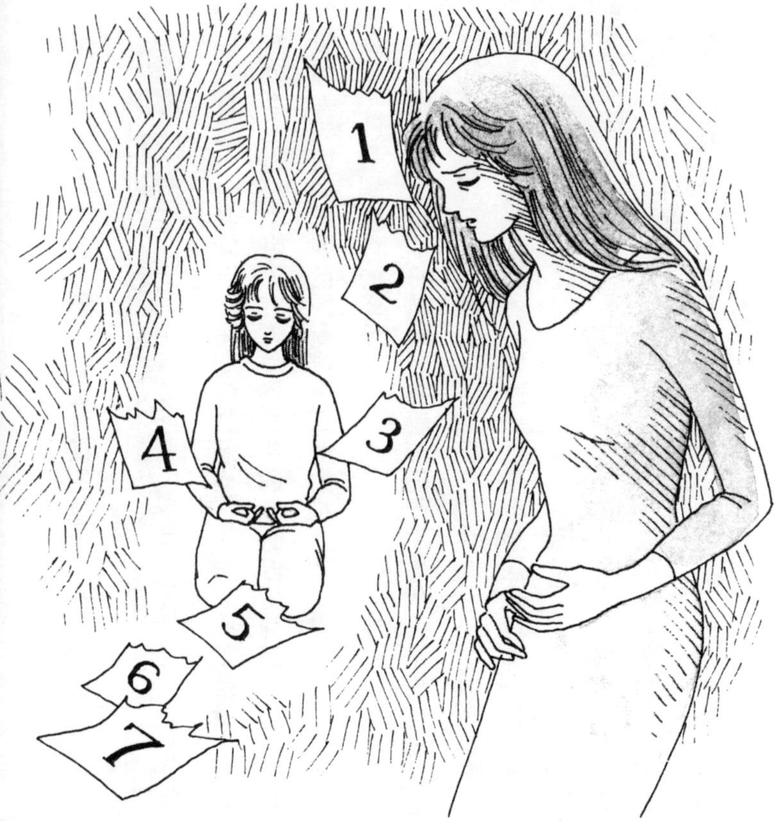

的壓力，她一邊一一地整理心中形成這些壓力原因的牽掛，一邊持續一天實行五百次的冥想呼吸。

她在開始呼吸法的最初三、四天，因爲肌腫的緣故，下腹部很痛苦，所以吐氣時拉拽腹部很困難，但是，日積月累下來一點一點地進步，已能拉拽腹部而不感到痛苦。

並且，第六天夜裏在廁所時有多量的烏黑出血，到了第七天，她說道

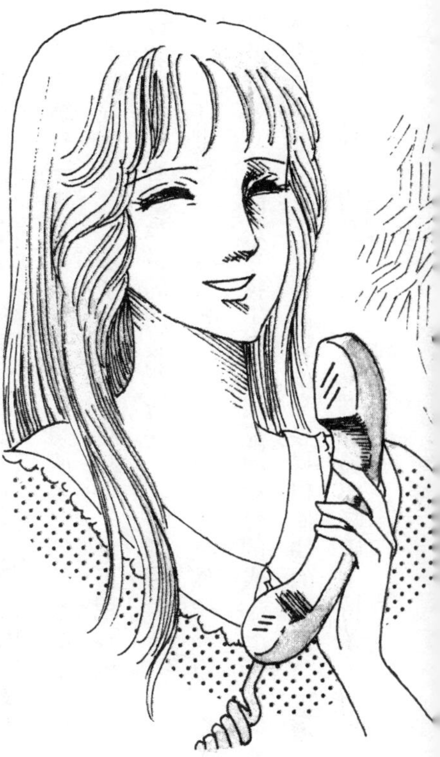

：「不知爲何腹部輕鬆了，舒暢多了。」高高興興地回去了。

過了一星期之後，我接到她充滿喜悅之情的電話：「在醫院再做檢查時，被宣佈：『不必施行手術了！』」

B小姐的情形，由於能發覺自己的疾病，根本的原因在於心理的糾葛，因自己的心理糾葛而從完全沒有的部位形成拳頭大的血塊，因此，她認爲接下來只要相反地完全消除這些糾葛，這個血塊一定就會消失。

此一希望是看得見的積極心理，一邊描繪形象一邊認真實行冥想呼吸的結果，她的潛在意識之中，一直深深地刻劃著自己討厭的身體完全變成健康身體的模樣，第六天，拳頭大的血塊溶化了、消失了。

●精神冥想——潛在意識——心靈的法則

接著，就我與冥想呼吸的關係來談一下。我在二十多歲時對冥想產生興趣。開始定期地實踐冥想法時，最初碰到的困難，是沒有集中力。即使決定一個目標，想要作將心中的焦點對準此一目標的努力，心中仍會想著其他的事情，無法做到心無旁騖，冥想不知不覺地變成妄想，最後便反覆著躺在床上不想起來的情形。

儘管如此，我仍不絕望，每天一直持續著冥想呼吸。而且，在心中一直持續地保持著「希望總有一天不再被雜念或妄想所困惑的情形，變得可以冥想」的「意念」。

幫我達成此一願望的，是「內觀」、「止觀冥想」、「調和人際關係的冥想」等等，以及以淨化心靈爲目的的冥想法、「冥想呼吸」。

我在實行「止觀冥想」及「調和人際關係的冥想」之後，對於關係一直無法和諧圓融就此分手，已認爲今後不會有再見面機會的人，一邊想起對方和諧的臉，一邊在冥想之中描繪向對方道歉，與那個對象交談得很愉快的情景。一邊描繪形象，有一次我曾對無法相處融洽而分手的F小姐，每晚實行冥想呼吸，持續了一星期。如此一來，原本認爲不會再

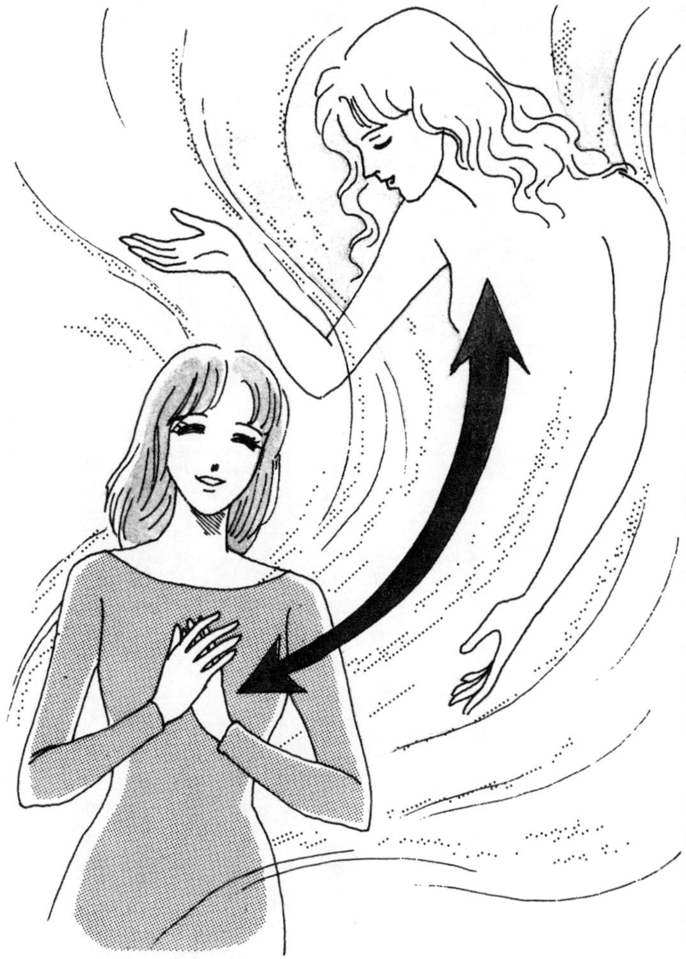

有第二次見面，在結束那一星期的冥想呼吸的隔天，隔了多年的F小姐又打電話來。

來自F小姐的電話，內容如下：

「久違了，妳好嗎?突然打電話來大概很吃驚吧。其實，二、三天之前我夢見了原女士。發現原女士以前多方面照顧我，我卻沒有任何的回報，心裏很過意不去。現在我受到某個團體的照顧。由於那些朋友希望推薦原女士的著作，因此請寄給我二十冊好嗎？」

我接到這通電話，可以再次的確認一點：人的「意念」，是與時間、空間無關的一種存在，然而，它卻具有直接傳向對方心中的力量。也就是說，從我傳給F小姐的是「藉信件或電話等等而推動恢復友誼的工作完全未做」，但我的「意念」成爲心靈的能量傳給F小姐，如我在冥想呼吸之中所描繪的情景一般，現實中也發生了

如上所述，藉由在冥想呼吸之中描繪形象，此一景象將一直强烈地刻劃在潛在意識上，而藉由潛在意識的作用，按照心靈法則（在我們的現實世界所發生的事情，已經在心靈的世界發生了），心中所描繪的事情，將成爲事實。

方法及注意事項

在冥想之中，因爲要將焦點對準自己的理想形象，而在心中不斷地描繪形象，需要某種程度的集中力，所以，沒有集中力的人，即使描繪了形象，也只會浮現與想要集中精神無關的其他事物，總是無法順利地描繪。但是，配合此一呼吸法而描繪形象的訓練，即使沒有集中力的人，也能不太過於被雜念所苦惱。因此，爲了心中刻劃理想的形象時，倒不失爲效率良好的方法。因爲將自己的注意力朝向呼吸的作用，有助於鎮靜我們的內心。也就是說，呼吸與感情彼此關係非常密切，互相影響。

我們平日的呼吸是一分鐘十四~十七次左右，但一旦實行長長地吐氣的冥想呼吸訓練，則一分鐘從一次至七次的呼吸便結束了，呼吸隨著變得深長了，心中也沈著穩定，雜念愈來愈不易出現。結果，與呼吸的深度成正比，我們的呼吸愈深長，心中的安定度也愈增加，進而連集中力也增加。作冥想呼吸時，由於從一開始就一邊描繪形象、一邊實行此一呼吸法並不容易，因此，我希望各位應先瞭解冥想呼吸的正確方法。然後，在瞭解此一呼吸法的階段，只要接著與呼吸法配合，轉移至描繪具體形象的練習，就沒有問題了。

冥想呼吸的方法

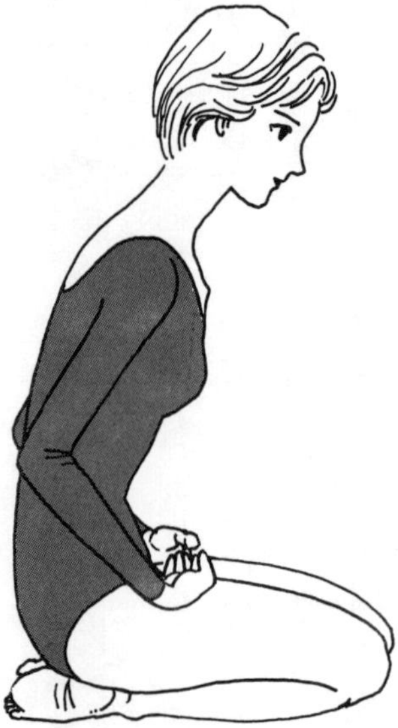

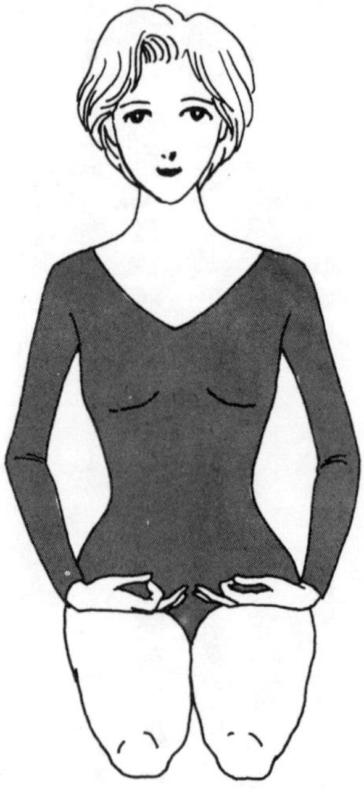

②其次，一邊拉拽下腹部，一邊再進而將氣從鼻中吐出。以一次呼吸或兩次呼吸份量的空氣殘留於體內的狀態，一邊在心中想像腹部的皮、想要貼近腰骨的形象，一邊拉拽下腹部。此時，一旦注意收緊臀部，就會變得容易拉拽下腹部。

①如果是能伸展腰部的姿勢，那麼無論正坐或趺坐（盤腿而坐）都無妨。放鬆伸展腰部時肩膀所用的力量，坐下來，將肺部的空氣平緩地從鼻中吐出。

瘦身冥想的想像方法

其次，具體地說明一下在冥想呼吸之中描繪形象的方法。在此，我將焦點置於希望瘦得很美麗的人身上而加以說明。

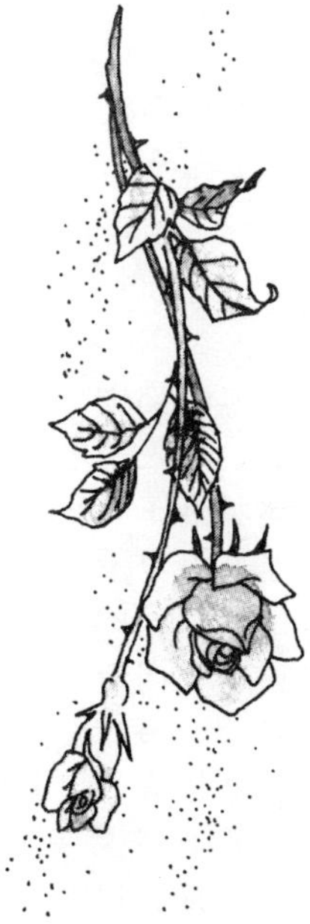

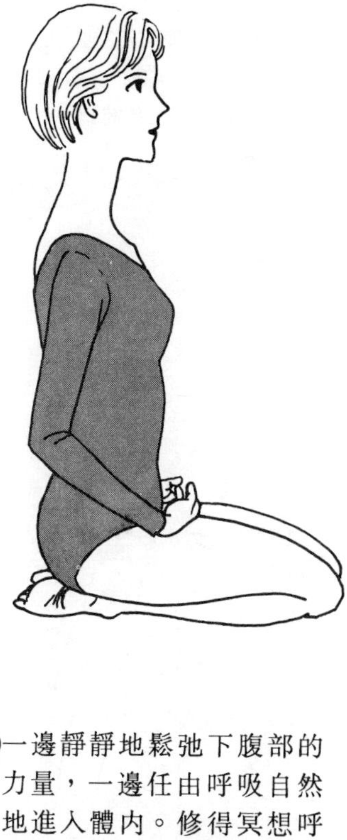

③一邊靜靜地鬆弛下腹部的力量，一邊任由呼吸自然地進入體內。修得冥想呼吸的人，呼吸進入體內時，一邊想像存在於宇宙空間之中的生命能量進入體內的情景，一邊實行。

①首先要注意的是，吐氣時應將意識集中於丹田上，儘可能拉拽下腹部。由於呼吸只吸入吐出去的份量，因此吐氣時不要使力於肩膀及心窩，儘可能地拉拽下腹部爲一大要點。

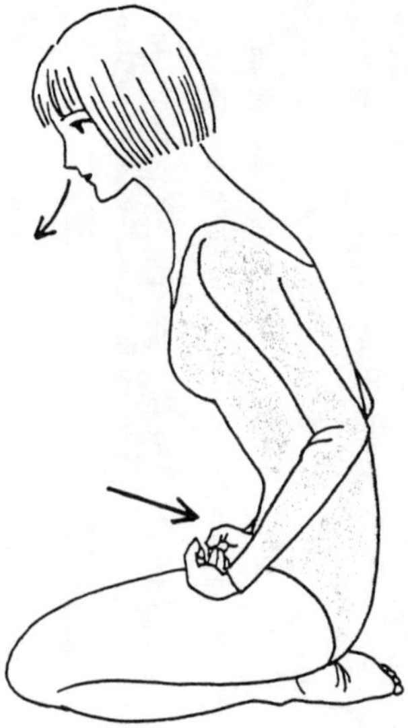

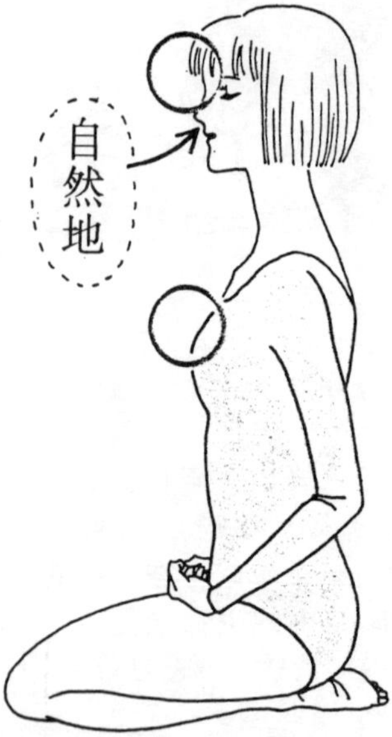

②然後，充分地拉拽腹部之後，鬆弛下腹部，呼吸不可以想要勉強地吸進，只是自然地任由呼吸由鼻子進入體內。在自然吸入的呼吸期間，將意識朝向眉間或胸部的中央，一邊從頭頂至腳尖實際地想像自己希望可以變成如何的模樣，將模樣清楚地描繪出來，是什麼樣的頭部、臉部、手部、腳部……。

③接著，充分地吸入呼吸之後，再度將意識朝向丹田，一邊拉拽下腹部，一邊不斷地吐氣。其次，吸氣時再次反覆想像自己理想的模樣。

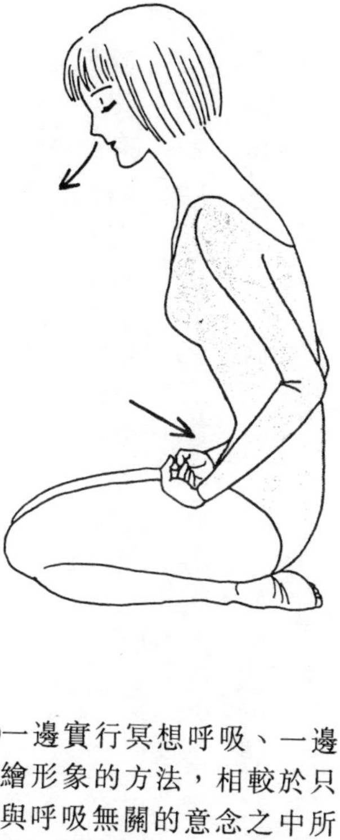

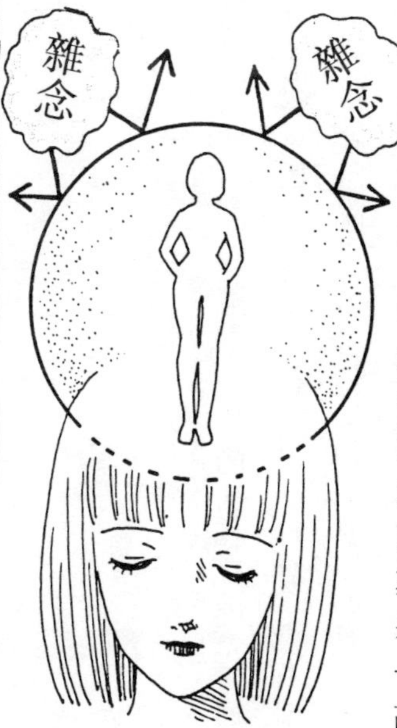

④一邊實行冥想呼吸、一邊描繪形象的方法，相較於只在與呼吸無關的意念之中所描繪的形象，更不會被雜念或妄想所困惑地描繪形象，因此，那個形象更加深刻地刻劃在潛在意識之中。其結果，如每個人所描繪的形象一般，實現的可能性變得更高，能如願以償地實現想像。

能攝取均衡的飲食

正如已談過數次的，一旦形象被深深地刻劃在心上，我們的潛在意識就會將為了實現想像的方法論，當作靈思妙想傳達給心靈。因此，為了實現自己的理想，沒有必要閱讀艱澀的書籍，四處奔波於通靈者的所在。也就是說，為了實現理想而必要的是，由於完全瞭解我們的潛在意識（睿智），因此，只要傾聽每個人的內在聲音，之後在生活之中實踐冥想，以靈感啓示的形式告知即可。

●實踐來自潛在意識的靈感啓示

我們就提出以「希望瘦得美麗」為目標的人為例來思考。一旦持續明確地想像自己瘦得美麗的理想模樣，則每個人的潛在意識，會將什麼樣的事情當作靈感而傳遞出來呢？

這一點，雖因人而多多少少有所差異，但一開始即被引導至飲食生活受到改善方向的人，似乎較多。若說到如何去做才能改善？則是以往導致肥胖原因的食物變得不喜歡了，

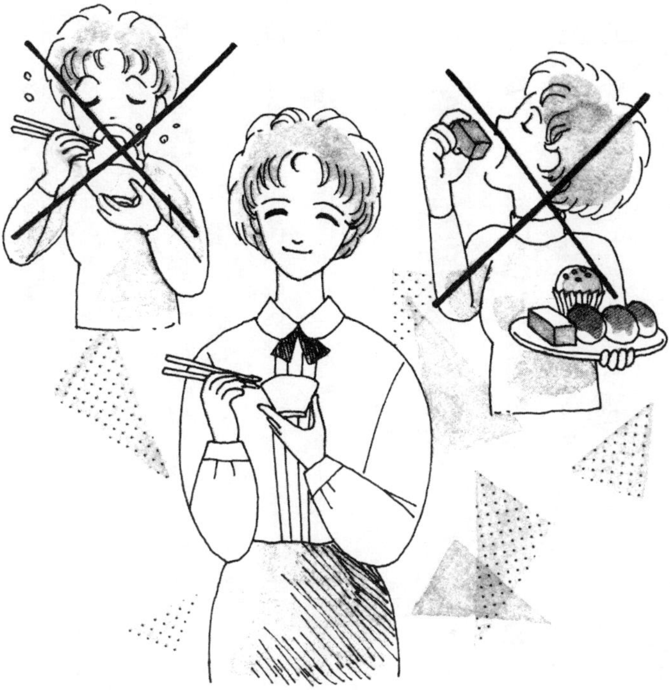

飲食的次數減少了，以及逐漸能以少量的食物就感到飽脹。也就是說，即使不忍耐、不利用意志力，也能在不損害健康的情形下瘦身減肥，能擁有平常的飲食生活，被導向自然。

大多數希望瘦下來的人，向來所嘗試的方法，是一天若不減掉多少卡路里以內，便無法瘦下來的方法，想著不可以吃這個，不可以吃那個，每天儘管看著食物的卡路里分析表，即使是非常喜歡卻認爲導致肥胖的食物，一邊忍耐食慾，一邊小心翼翼地攝取食物。不斷地反覆著此一情形的結果，因爲忍受著不吃自己所喜歡的食物三個月至半年之間，無論如何都可以控制飲食，且那段期間也能瘦下來，但是，長期間忍受不喜歡的食物，形成一種壓力，這種壓力一旦超過極限，則對於以往受到壓抑的食物的壓力，關係著食慾異常的症狀，很可能導致過食症，再次地肥胖起來。

但是，受到潛在意識所引導，飲食生活有改變時，對個人爲了瘦得美麗而必要的食物，可以感到比什麼食物都更美味，味覺不斷地改變。因此，由於對食物感覺滿足，因而壓力完全不會累積下來，無論爲了達成目標而必要的飲食生活至何時爲止，都是有可能的。

●飲食嗜好改變至連喜歡的食物也討厭的程度

其次，來談談藉由描繪形象而改變味覺，四個月就瘦下十五公斤之多的C小姐的例子吧。C小姐當時是二十三歲，在參加冥想班之前，二年之間一直嘗試著飲食限制、耳朵針炙、推揉療法等可以瘦身減肥的種種方法，結果，儘管某一期間可以瘦下來，但立刻又會恢復原狀，每一種方法都無法真正地瘦身減肥，令她感到爲難。此時，她從友人那兒聽到藉由冥想法而瘦身減肥的方法，這一次，她懷著真正瘦下來的期待，來參加冥想班。

當時的C小姐，身高爲一百五十三公分，體重竟有六十公斤。儘管她自己也十分瞭解，肥胖的原因在於吃太多甜食，但是，無論如何也戒不掉甜食，以致無法瘦下來。

於是，她將自己十九歲時苗條的照片放入車票套裏，每天一邊看著，一邊不斷反覆地想像自己苗條、爽朗的模樣，例如在通勤電車中、等待巴士時，以及睡覺之前等時間。

如此一來，以往每天應該吃的三餐之外，蛋糕吃下五、六個、糖果吃五個才感覺過癮，但如此喜歡的甜食，在描繪出形象之後，食量已逐漸地減少，到了第三星期，就幾乎不想吃甜食了。而且，進入第二個月，只要嚐一口喜歡的蛋糕，心情就不舒服，無論如何也無法吞嚥下去。甚至，連飲食的嗜好也不斷地改變，在反覆地描繪形象之中，可以感到蔬菜比任何食物都更美味，味覺有所改變了，油膩的食物也都不想吃了。

在其他方面，藉由描繪形象，曾經帶給她變化。那就是，以往討厭活動身體且完全不運動的她，每天樂於做瑜伽的姿勢，成爲一種樂趣，洗完澡都利用三十分鐘實行瑜伽的姿勢。四個月之後，她減掉了十五公斤，可以達成她目標中的四十五公斤。

她興奮地報告給我聽：

「以往的衣服連寬寬大大的也穿不下，但現在，好不容易總算可以穿得下期望中的M尺寸的衣服了！」

●取得均衡正確飲食的重要性

如上所述，當想一邊獲得潛在意識的協助，一邊瘦身時，由於味覺自然地受到控制，產生變化，因此，也就沒有必要忍受食慾，而壓力當然也不會產生。結果，不但連過食症、拒食症的情形都不會出現，而且，可以將個人的身體視爲最有必要的食物，津津有味地吃下去。像這樣，每有個人的身體最想吃的食物，即爲比其他食物更能取得均衡的飲食。

如果說吃下某種食物至何種程度對身體最好，是可以取得均衡的飲食?由於這因個人的體質、運動量、職業、年齡、居住的地區、國民性等因素而有所差異，因此，可以斷言，只要攝取這種食物便可變得健康，或是什麼食物是對瘦身減肥最適合的飲食……諸如此類之「完整的菜單」並不存在。然而，對在大自然之中生活著的人類而言，有一項可以取得飲食均衡的原則。那就是在靠近所居住的地區、在那個季節可以攝取到的自然食物之中，適量地攝取適合個人體質的食物。

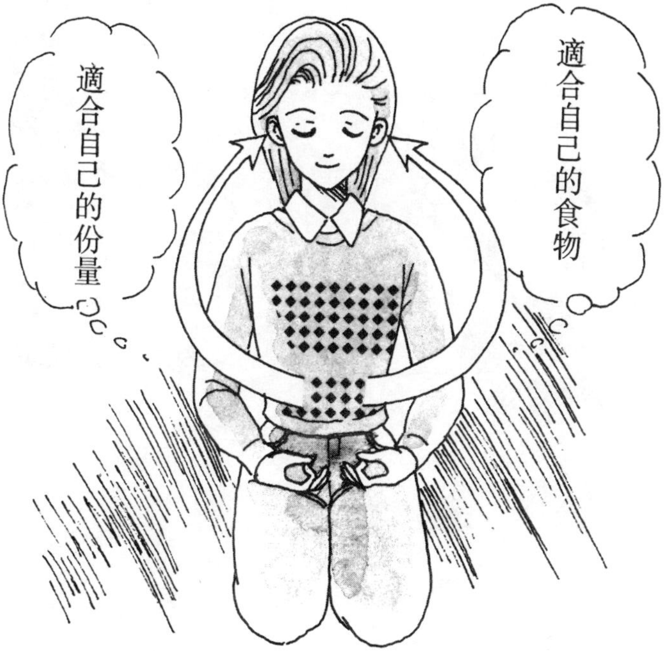

那麼，我們只要瞭解適合自己體質的食物，以及如何地適量攝取就好了嗎？

關於這一點，應從平日開始就藉由冥想及呼吸等方法去謀求心靈的安定，傾聽個人胃腸的要求，遵從胃腸的適當要求。而且，不斷地瞭解適合自己身體的食物是什麼？以及什麼份量對自己的身體最好吧。

在不明瞭適合自己體質的食物之中，我建議各位按照以下的正確飲食原則去攝取食物。

正確飲食的原則

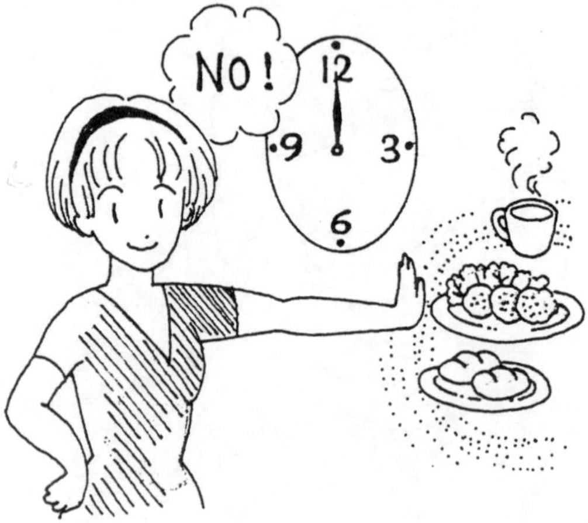

①在並非肚子餓的時候，即使是用餐時間也不吃飯。爲什麼？因爲沒有食慾正是身體的生理機能不想吃東西，提出暫停要求的證據。一旦無視於此一要求，就會引起消化不良，或使內臟各器官疲倦不堪，而消化及排泄的能力也逐漸地降低。

然而，在人際來往上無論如何都非得與別人一起吃飯不可的時候，應只吃一些最不會造成胃部負擔的食物（蔬菜類）即可。再者，即使是因喜慶之類接受招待而面對豐盛美食佳餚時，在肚子不餓的情況下，只要不失禮地向對方婉拒：「因爲現在正節食之中，所以……」之後再只吃搭配了湯料及沙拉的蔬菜，大概就不成問題了。

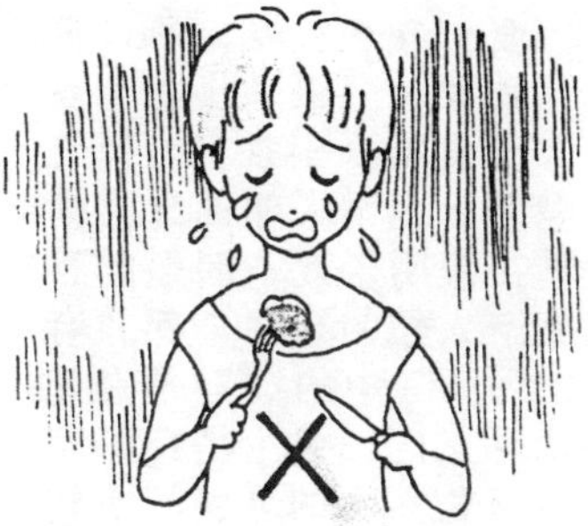

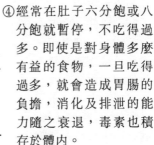

②調整呼吸，以平安的心靈狀態用餐。若在不安、悲傷或憤怒時用餐，消化液便不會充分地分泌出來，因此，不但不能成爲身體的營養，反而變成加諸內臟的負擔。

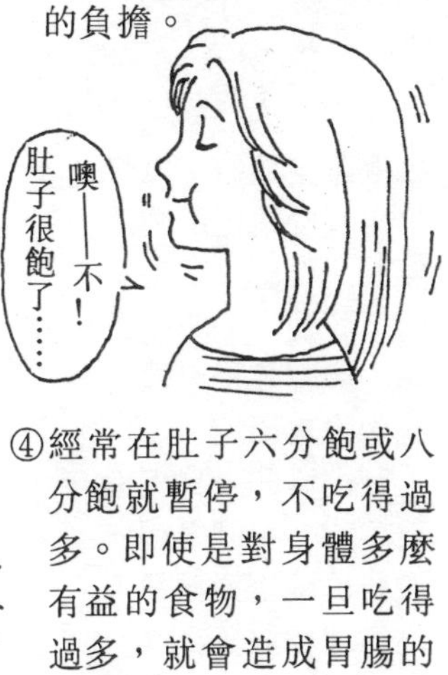

③仔細地咀嚼，慢慢地用餐。結果，有助於胃腸的消化液，以少量的食物就可以獲得滿足感。

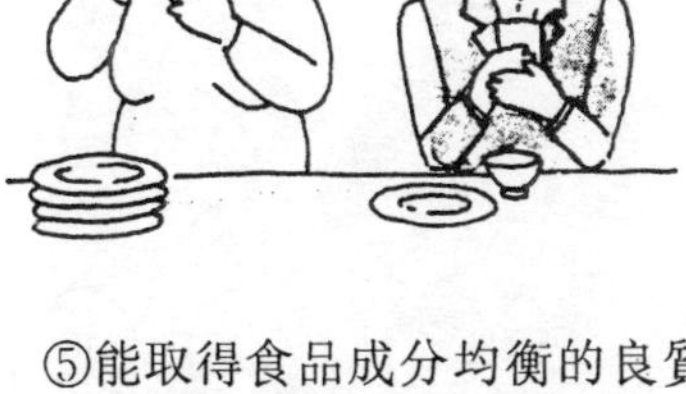

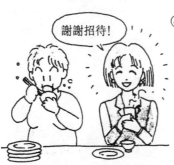

④經常在肚子六分飽或八分飽就暫停，不吃得過多。即使是對身體多麼有益的食物，一旦吃得過多，就會造成胃腸的負擔，消化及排泄的能力隨之衰退，毒素也積存於體內。

⑤能取得食品成分均衡的良質食物（未碾過的穀類或不加添加物的食物），應注意多加食用。不精白的糙米、小麥、小米、稗子等等，含有澱粉之外的礦物質及鈣質，這些成分可以提高排泄能力，防止便秘，整頓腸的功能。

⑥因爲肉類較少吃，所以應以蔬菜、海藻、小魚、貝類等食物爲副食，以補充營養。因爲人類的牙齒構造正說明了此一問題的答案。人類的牙齒全部共有32顆，其中的20顆是在牙齒深處的臼齒，是爲了咬碎穀物而生的牙齒。前齒的門牙有八顆，則是爲了咀嚼蔬菜而生的牙齒。剩下尖銳的犬齒有4顆。這些牙齒是爲了咀嚼肉類、魚類而存在。若觀察這種牙齒構造，便可瞭解對人而言最適合的食物，主食是穀物，副食則是以蔬菜爲主，其餘是攝取佔全體飲食量10%左右的動物性食物，如此最爲理想。

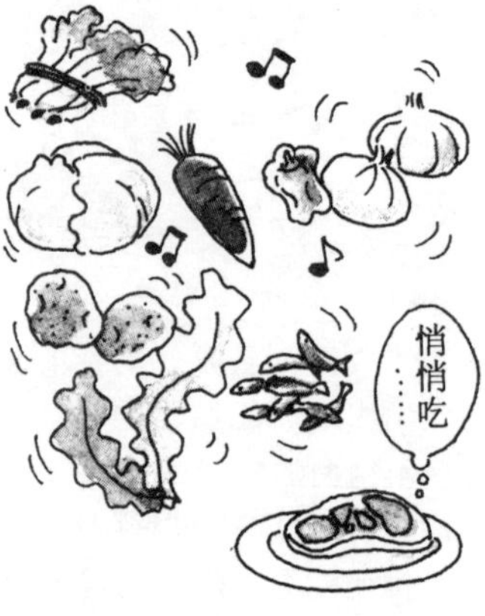

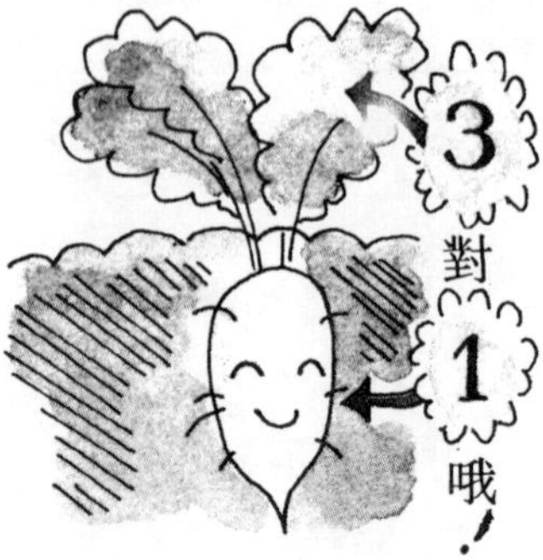

⑦攝取蔬菜類時，以三份生長於地上的葉菜類對一份生長於地下的紅蘿蔔、牛蒡、蓮藕、蘿蔔等根莖類的比例去食用。

藉由以此一比例攝取蔬菜，我們身體所必要的維生素類便可均衡地攝取了。

以上，在遵守①～⑦項的原則而攝取食物之中，便有可能瞭解每個人的胃腸所真正需求的食物及適合量，攝取對我們最佳均衡的食物。結果，每個人的疾病或肥胖問題便解除了。

實行瑜伽姿勢或訓練

來自希望瘦得美麗的人，其潛在意識的另一個訊息，便是實行個人目標中的姿勢或訓練。因爲認爲只要籠統地使體重減輕即可，或是無論如何只要能瘦下來即可，所以不作運動或訓練，且僅僅以限制飲食去瘦身減肥的例子之中，幾乎所有的人儘管瘦下來了，但仍會被大家擔心「是不是會生病了？」的瘦身者，縱令瘦下來了，但毫無體力，無法在健康的原則上瘦得美麗。

僅僅利用限制飲食法並無法瘦得美麗！

但是，當反覆持續地描繪著伴隨了健康美的理想體型之形象時，個人的潛在意識一定會以靈感啓示的方式傳達出，對此人所必要的運動或瑜伽術等訊息。

因爲，肥胖的煩惱根源贅肉，只要作根據運動或瑜伽的姿勢等而來訓練，便可完全地清除。再者，使人感到生命力、精神飽滿的健康美也是一樣，若不作瑜伽術或運動，便無法獲得。

在肥胖者之中，幾乎所有不作運動的人，都是腹部、臀部、大腿、手臂等部位的肌肉力量很弱，在這些部位上橫生贅肉。即使想要消除這些贅肉，僅僅利用限制飲食法去瘦身減肥時，在消除這些贅肉之前，甚至連胸部周圍的肌肉及其他必要的肌肉也減掉了，無法瘦得美麗。

但是，藉由實行瑜伽術或運動，由於我們身體的新陳代謝活潑起來，細胞「返老還童」恢復了年輕，肌肉富於彈性，因此，可以獲得使人感到生命力的健康美。另外，一旦持續地描繪形象，則很不可思議地，即使是以往討厭運動，或是對實行瑜伽術懷有抗拒心理的人，也能藉由潛在意識的引導，突然想要實行運動或瑜伽術，簡直就像被人在後面推動一樣，想要開始實行運動或瑜伽術。

如此一來，當實行瑜伽或運動時，由於並沒有痛苦或辛勞的感覺，自然而然去實行時才能獲得滿足感，假若不做，心中便無法平靜下來，因此有可能自然地做及持續地做。

在第一章所介紹的K先生，他在出場參加健美世界選手賽，賽前三個月所實施的訓練，第一個月鍛鍊身體約五小時，第二個月及第三個月增加了五小時，每天一小時的游

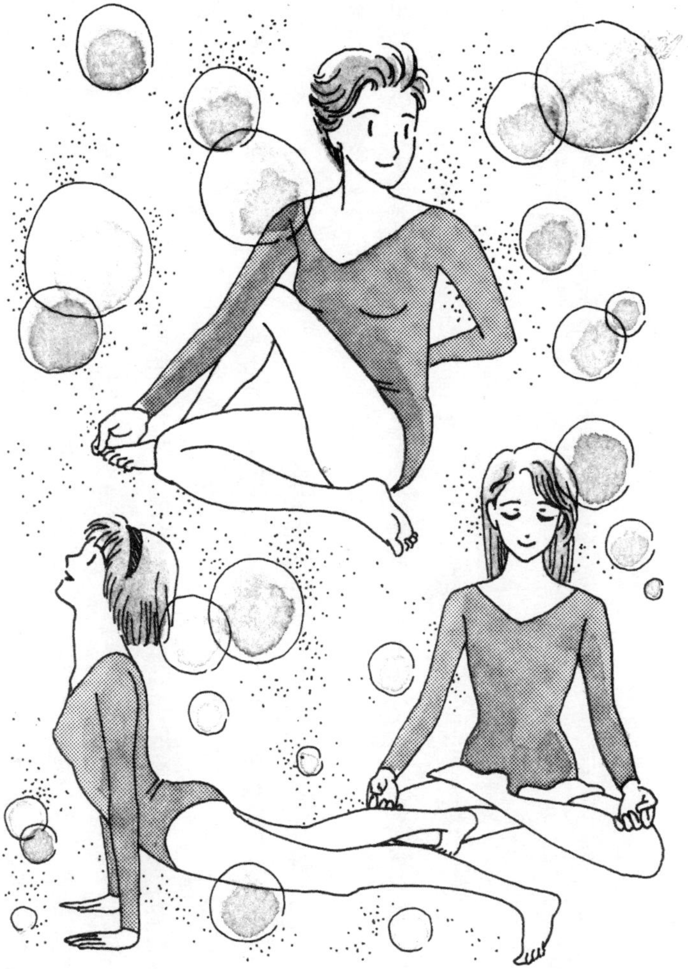

泳、一小時的慢跑、一小時的騎自行車運動，合計一天八小時的運動。K先生敘述如下：

「無論我多麽有氣力，若沒有潛在意識的協助，即使每天作八小時的訓練也無法持續下去。而且，下定決心出場參加比賽的當時，以前因過度訓練而疼痛的右手肘治不好，仍很疼痛。爲此，下定決心出場參加比賽時，擔心任其嚴重的手肘疼痛，不知是否真有可能每天訓練。

但是，持續地描繪自己參加比賽時理想的體型，當爲此而強烈請託潛在意識的協助時，試著去練習，不可思議地，手肘的疼痛徐徐地減弱，疼痛很快地就消除了，每天八小時的練習也大有可能。」

如上所述，存在於我們心中的睿智，當我們將目的明確化，持續描繪它時，如果是爲了達成此一目的，有所必要的嚴格訓練，那麽，睿智也會給予我們協助，以創造承受這種訓練的身體狀況。

●瑜伽姿勢的效果

在此，來談一談關於瑜伽的姿勢的目的及效果等問題。

首先，我想就瑜伽的姿勢稍加説明。所謂的瑜伽，是距今約六千年之前發祥於印度的方法，被視爲心靈及身體表現人類心中原有的平安、喜悅、愛、美、睿智等積極的、且和諧的能量方法。在體系上，由許多人們編撰出不同的方法，其中，主要有以冥想爲主體，包括呼吸法、姿勢、懷有何種心態的方法等冥想呼吸法。

實行瑜伽姿勢，有幾個目的。首先，由於心靈與身體相互影響，關係深遠，因此，當身體僵硬時，心靈就無法鬆弛下來，也無法進入冥想的世界。因此，在實行冥想之前，應實行以解除心靈及身體的緊張爲目的的瑜伽姿勢。原因是，因爲一實行瑜伽姿勢，肌肉及骨骼就變得柔軟，身體不斷地放鬆，隨著身體的鬆弛度，心靈也不斷地放鬆。

其次，要修得正確的冥想法，最重要的是伸直脊椎。由於瑜伽姿勢之中具有矯正脊椎的壓迫及歪曲的作用，因此，爲了早日修得冥想法，瑜伽姿勢也是不可或缺的一環。再者，由於瑜伽姿勢之中具有使內分泌功能活性化的作用，因此，也具有促進身體的新陳代謝、使細胞年輕化的效果。

此外，一旦實行瑜伽姿勢，便可將充滿於宇宙的氣能量（正的能量）吸入體內。爲此，有助於恢復疲勞，若生病時實行，則可提高自然治癒力，因此，即使是病人或不太活動身體的老年人也可以做到。

相反地，因爲幾乎所有的姿勢都會消耗能量，所以嚴重疲勞或生重病時無法完成。然而，因實行瑜伽姿勢而產生的效果不勝枚舉。尤其是提高心跳數、多量流汗的姿勢，由於藉由提高心跳數，有可能將多量的氧氣吸入體內，因此，燃燒體內多餘的脂肪，贅肉不斷地消除。另外，肺臟及心臟被提高的結果，關係著促進通往全身的血液循環，提高營養吸收力及排泄力，提高體力。進而由於强化肌肉力量，全身的肌肉細胞富於彈性，能不斷地創造伴隨著健康美的體型。

●善加併用瑜伽及運動

實行瑜伽姿勢或運動時，應注意事項如下：

首先，血壓高或心臟有問題的人。一旦突然地作運動，很可能就會加諸身體勉强的負擔，使症狀惡化。像這樣的人，我建議在實行完全不加諸心臟負擔的瑜伽姿勢，在調整身體狀況之後，才能開始實行輕鬆的姿勢。

另外，醫師吩咐必須安靜休養的人，例如肝臟或腎臟有毛病的人，與其作運動，不如

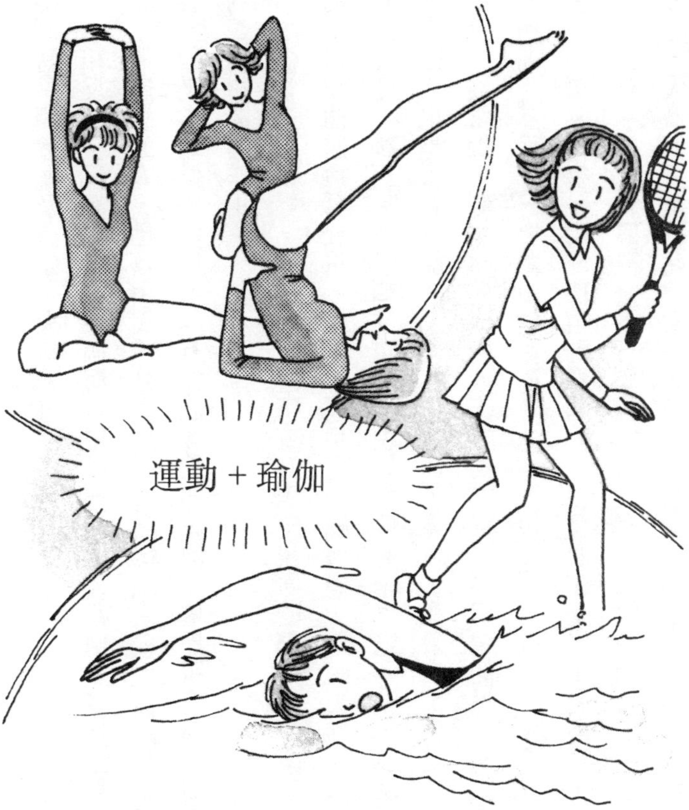

朝著瑜伽姿勢而努力。

由於瑜伽姿勢中，有一些姿勢具有提高肝臟或腎臟功能的作用，藉由配合呼吸而慢慢地實行這些姿勢，毋寧說比安靜下來多休息，更能提高自然治癒力，更迅速地阻絕疾病。因此，有特別的疾病，現在無法完成姿勢的人，當藉由瑜伽姿勢或呼吸法而治癒疾病，在某種程度上調整身體狀況時，只要能同時併用瑜伽及運動，大概就可以了。

相反地，沒有特別的疾病而希望瘦一點的人，請多多作運動。

像這樣的人，是藉由與運動的同時併用瑜伽姿勢，使膝蓋疼痛或脊椎歪曲的情形消失。因爲，瑜伽姿勢中，具有伸展萎縮的肌肉，增加肌肉彈性的作用，進而具有治癒脊椎的歪斜扭曲的作用。

儘管運動很好，但如果身體一直有歪斜扭曲的部位，持續著激烈的運動，則此人身體的歪斜扭曲將愈發嚴重，這便形成腰痛、關節痛、肌腱炎的原因。心想特意爲了身體而實行的姿勢，卻與消遣解悶、快樂愉悅等姿勢完全背道而馳，引起反效果、無用的事態，破壞身體，也是很有可能的。尤其是網球、棒球、高爾夫、羽毛球、乒乓球等等，只使用單隻手，或常做單側扭轉姿勢的人，運動之後，不扭轉的另一側，脊椎上就會不斷地出現歪斜扭曲。然而，只要藉由瑜伽姿勢使脊椎柔軟，一邊修正身體的歪曲，一邊實行這些姿勢，便可不傷害身體地持續到身體的歪斜扭曲完全修正過來爲止。

另外，以往曾經只是實行姿勢，而沒有瑜伽經驗的人，藉由一邊實行瑜伽、一邊實行姿勢，大概便可體驗此一姿勢的提升、進步的感覺，不再僅止於某一姿勢的程度。

第3章

不同課程的瑜伽實踐法

實行姿勢的注意事項

逐漸進入實踐篇，請配合個人的目的，利用此章所介紹的各種姿勢。

首先，說明有關於實行姿勢時的注意事項如下：

1.場所方面，如果房間裡有可以躺下來的空間，那就可以充分地完成姿勢，但是，具有床墊或床墊功效的床鋪並不適合。

榻榻米或地毯上，大概很不錯。

2.實行姿勢時的服裝，只要是具有伸縮性的服裝，無論什麼樣式都無妨。

3.剛吃飯後不久或肚子飽脹時，由於血液集中於胃腸，體內的熱量被帶往消化的方向，因此，請飯後一小時左右再進行。

4.在進入姿勢之前，先拉拽手、肩、頸、腳等處，使肌肉柔軟，然後再實行。

5.在實行姿勢之前，一旦先在心中想像從現在開始想要實行的姿勢，則將進步迅速。即使實際上無法做到完整的姿勢，藉由每天一邊想像完整的姿勢、一邊練習，也可逐漸做

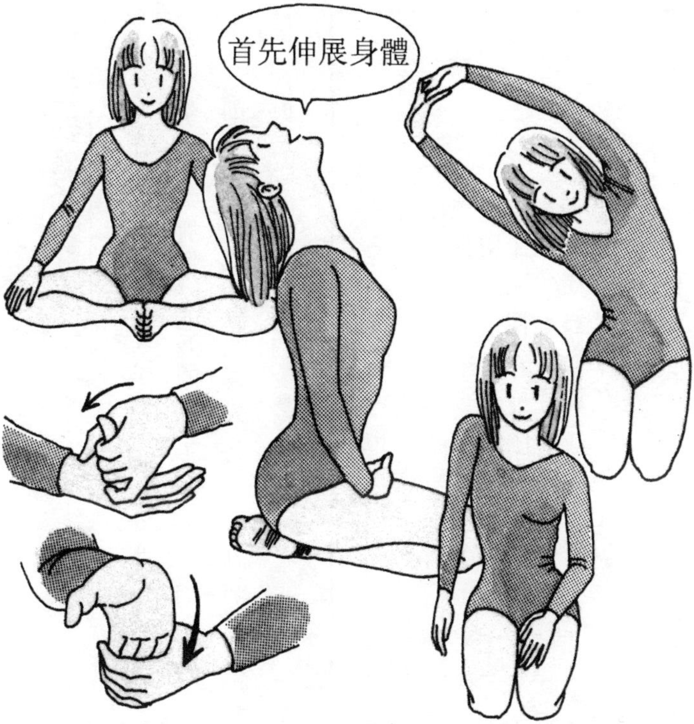

到。

6.原則上，實行一邊吐氣、一邊慢慢地伸展身體的動作。一邊吐氣、一邊實行，便可不損傷肌肉地伸展身體。

7.實行姿勢之間，將意識集中於被伸展的肌肉及骨骼，做到完整的姿勢時，想像目標中的部位苗條的模樣，或是，實現此一姿勢目標中的美麗模樣。

8.做完姿勢之後，一定要實行輕鬆安適的姿勢，以放鬆全身的力量，鬆弛下來。

輕鬆安適的姿勢

每次完成一個姿勢時，就實行輕鬆安適的姿勢，放鬆全身的力量，休息一下。輕鬆安適的姿勢之中，有仰卧的及俯卧的兩種。

原則上，在完成仰卧的姿勢之後，就以仰卧的輕鬆安適姿勢休息，而俯卧的姿勢之後，則以俯卧的輕鬆安適的姿勢休息。

方法

1 仰面躺著，或是俯頭趴下，採用其中一種睡姿。

2 輕輕地閉上眼睛，腳部打開約與腰寬相同的寬度。

3 手放在距離身體約30度角的位置，手掌朝上。

4 嘴巴呈稍微張開的狀態，放鬆力量。

效果

1. 可以消除心靈及身體的緊張，提高副交感神經的功能，消除全身的疲勞。
2. 保持自律神經的均衡。
3. 提高自然治癒力。
4. 減輕心臟的負擔，促進全身的血液循環。
5. 紓解全身肌肉的僵硬酸痛，可以鬆弛下來。

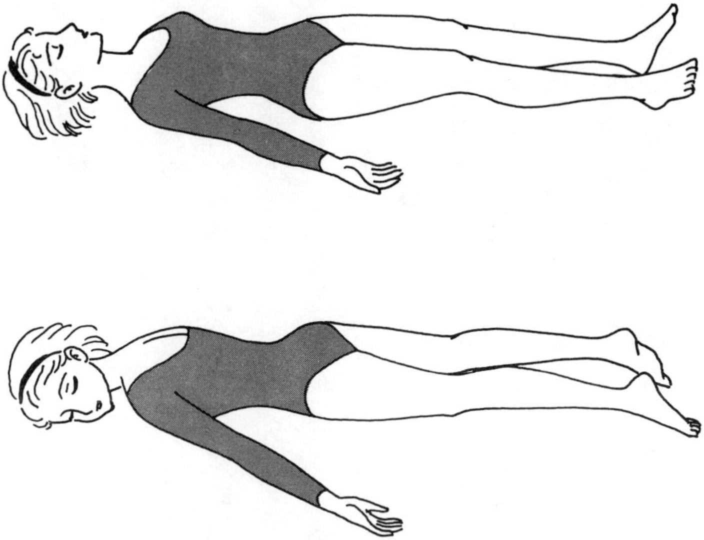

注意事項

1.作俯趴的輕鬆姿勢時，頭部應偏向某一方。此時，如果不易躺下來的方向，那麼，可藉由硬將頭部倒向那一方，休息一下，便可治癒頭部歪斜扭曲。

2.時間雖以三分鐘到五分鐘最為適當，但疲勞時或基於消除全身的疲勞時，應配合當時的狀況，實行十～十五分鐘左右。

●具有想像的人

現在，剛剛結束之姿勢的效果已完全地呈現出來，想像一下自己成爲理想身材比例的樣子。

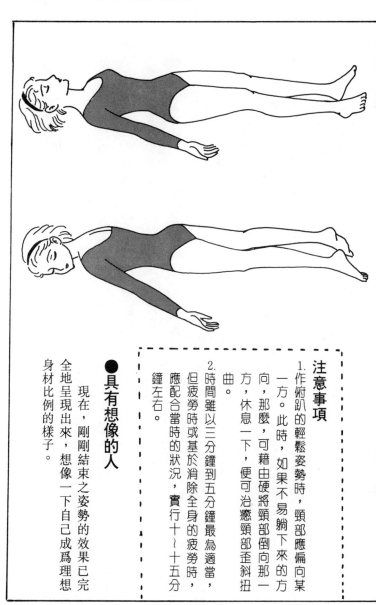

有氧健身瑜伽

所謂的有氧健身，也稱爲有氧運動，但特別指可以提高心臟及肺臟的功能，促進血液循環的作用，能將多量的氧氣吸入體內的運動而言。

而所謂的有氧健身瑜伽，則是以强化某個特別部位肌肉，消除體內的剩餘脂肪爲目的，給予瑜伽姿勢增加變化而創造的獨特訓練方法。這種有氧健身瑜伽，爲了提高心跳數，與瑜伽姿勢正好相反，必須迅速地增加節奏速度而實行。結果，由於短時間人心跳數就提高了，促進了全身的血液循環，因此也有助於消除運動不足的弊病。

其次，就實行有氧健身瑜伽時來說明一下：

1.在實行有氧健身瑜伽之前，一定要拉拽手、脚、頸、肩，或是在實行瑜伽姿勢，充分地伸展肌肉之後再開始。一旦在像這樣的拉拽之後，再實行有氧健身瑜伽，就不會加諸心臟負擔，而能順利地提高心跳數。

2.將意識朝向所鍛鍊部位的肌內，一邊想像此處的肌肉被强化了，多餘的脂肪被消除

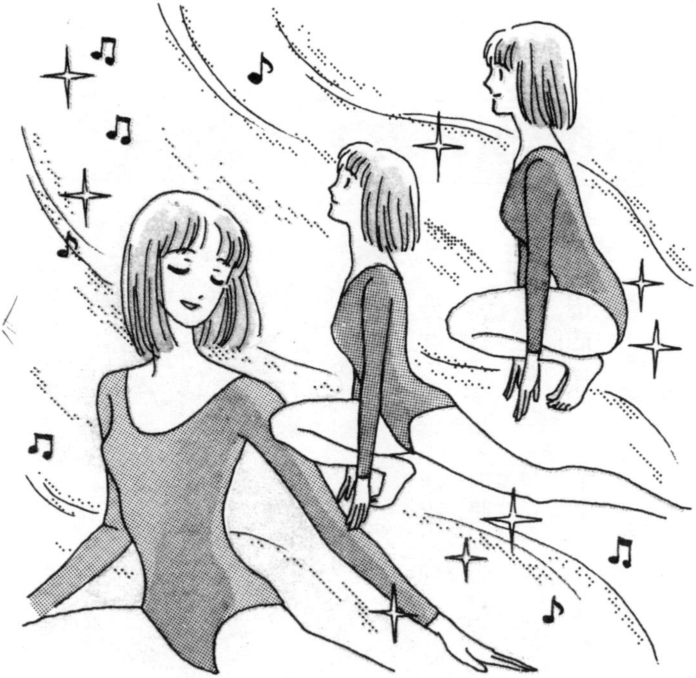

了，一邊實行。

3.一邊用力地吐氣，一邊活動身體。

4.一開始，五分鐘左右不休息地實行連續動作的訓練，如果習慣了，那就不斷地實行十五分鐘連續不停的動作。

5.中途如果心跳數提高，感到痛苦時，請實行輕鬆安適的姿勢，休息一下。

6.姿勢結束之後，以輕鬆安適的姿勢鬆弛全身。

實行此一姿勢時，一邊想像現在所實行的有氧健身瑜伽的目標中，肌肉緊繃，是被強化了的部位，一邊實行。

使腹部輕鬆暢快的課程

在我們的身體之中，無論是男性或女性，最先長出多餘脂肪的部位，都是下腹部。

因爲，在文明進步的國家，運動不足的人、腸胃脆弱及呼吸短淺的人很多，由於這些人的腹肌力較弱，因此，下腹部容易長出贅肉。

長出贅肉的原因之一，在於因爲我們每天所攝取的熱量比所消耗的熱量更多，所以多餘的熱量形成贅肉，而儲存於身體之中。其他的原因，則有因爲平日的呼吸短淺，所以吃下去的東西無法完全地燃燒，未被還原爲熱量的營養素形成贅肉。

另外，由於生活太過便利，連走路都變減少了，活動身體的機會也減低了，腹肌力變弱，而肌肉力量變弱的部位便長出多餘的贅肉。

皮下脂肪一旦堆積起來，便有迅速增加的特徵。爲此，僅僅是微小的節食或適度的運動，總是無法消除皮下脂肪。

還有，有人除了贅肉之外下腹部向外突出，這種人有很多是宿便（長時間排泄無法充分地進行，殘留於腸壁縐褶處的糞便）堆積著。而一般認爲，宿便因人而異，有三～四公斤左右的份量。其證據是，有許多人一藉由斷食或限制飲食而全部地排出宿便，向外突出的腹部立刻就完全地凹陷進去，變成一個癟癟的腹部。

尤其是平日就有便秘傾向且肥胖的，由於體內的消化吸收能力很旺盛，排泄功能減退，將非被排泄出來不可的老廢物（宿便）積存於體內的情形很多，因此，猜測到原因的人，利用生蔬菜或水果進行限制飲食，首要之務便是排出宿便。

因此，希望使下腹部輕鬆暢快的人，從以往所一直說明的內容中，各自在日常生活之中注意，今後不要再去製造猜測到的肥胖原因。請一邊描繪爲了使下腹部舒暢的姿勢，一邊實行。

另外，要在短期間內就使下腹部舒暢，最具有效果的便是冥想呼吸。在參加我的研究班的人士之中，以此一呼吸法消除了贅肉，二個月至三個月左右就瘦掉四公斤至十公斤的人比比皆是。

這些例子，都是每天邊認真地描繪形象，邊實行一百次以上。

只要約三星期左右認真持續著冥想呼吸，便可確實體驗不斷消除下腹部贅肉的感覺。

閉合杜鵑的姿勢

方法

1 雙腳向前伸出，打開腳後跟，將腳的第一趾疊起，坐下來。手在頸後交叉，將手肘在前方併攏。

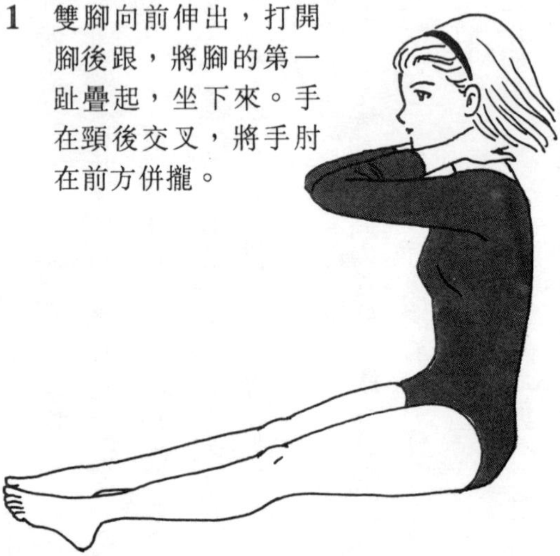

效果

1. 肥胖的人，由於骨盤及肋骨的收縮力較弱，因此藉由重疊雙腳的第一趾，將手交叉，如此一來，這些部位便收緊，腹部肌內能更強健，下腹部的贅肉也能消除。
2. 腹部肌肉強壯，腸的蠕動正常，排泄能力也提高。

注意事項

最初的期間，由於要長期間保持此一姿勢並不容易，在儘可能保持姿勢之後，放下腳部，稍微擱置一段時間，請進行三次。腹部肌肉的力量不斷地增長，如果一次保持姿勢三分鐘以下，那麼只做一次就結束也無妨。

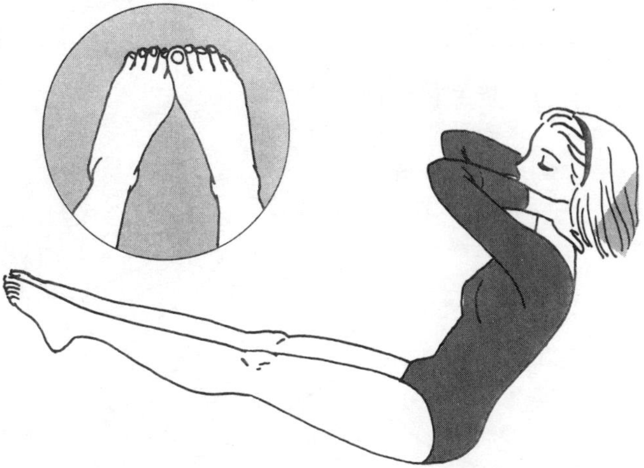

2　吸氣，瞬間停止呼吸，將雙腳抬高，以抬高雙腳的狀態實行時，呼吸照平常的方式吐氣、吸氣，在可以忍受的程度之下，保持此一姿勢。保持此一姿勢的期間，閉上眼睛，在心中清楚地想像、描繪自己下腹部的贅肉得以消除、腹部肌肉緊繃結實的身材比例。

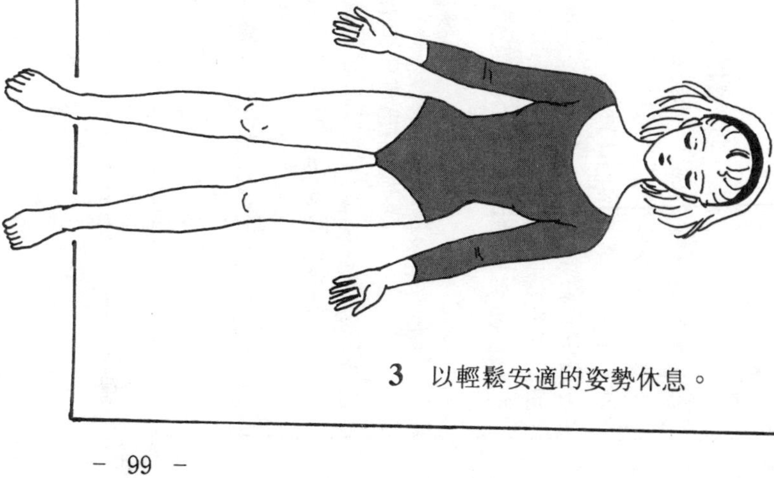

3　以輕鬆安適的姿勢休息。

杜鵑的姿勢

方法

1 雙手在頸後交叉，稍微彎曲雙膝，併攏並提高雙腳，在此一位置連續上下振動30次。

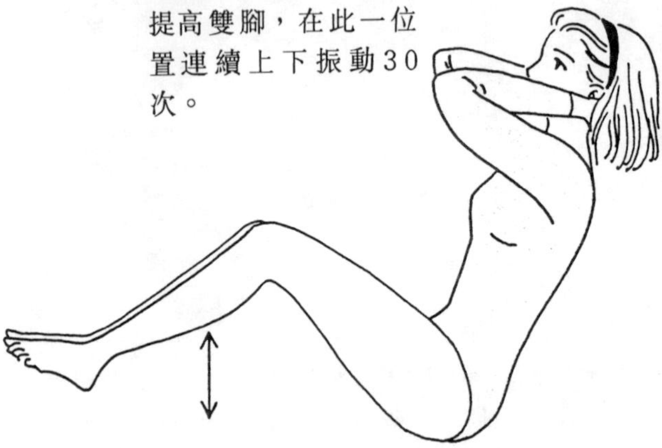

效果

1. 加强腹部肌肉的力量，能消除下腹部的贅肉。
2. 提高腸的功能，提高排泄能力。
3. 下腹部的血液循環轉佳，有助於消除婦科系疾病的問題。

注意事項

1. 由於①的姿勢對沒有腹部肌肉力量的人而言並不容易，因此，做不到的可以實行②至⑤項，在增長腹部肌肉力量之後，請實行①的姿勢。
2. 此一姿勢在實行時應將意識集中於下腹部的肌肉，一邊想像下腹部緊繃結實，一邊實行。

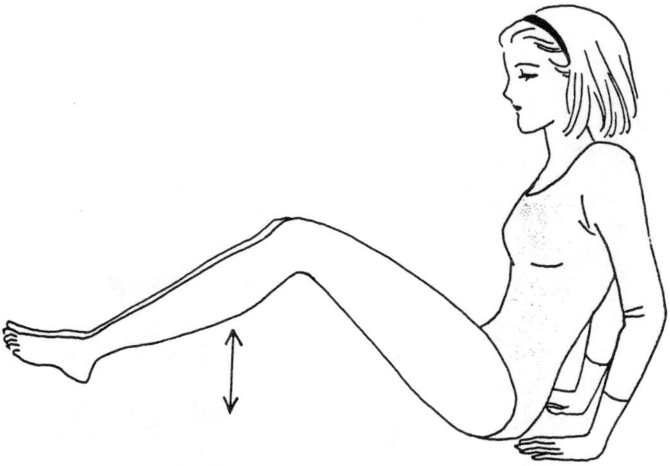

2 將雙手的手掌放在臀部後面，貼緊地板，稍微提高雙腳，在斜左方的位置上下振動30次，接著，在正面的位置上下振動雙腳30次，最後，在斜右方的位置上下振動30次。

3 將雙手的手掌放在臀部後方，貼緊地板，提高雙腳，在此一位置將左右兩腳交互地彎曲、伸展三十次。

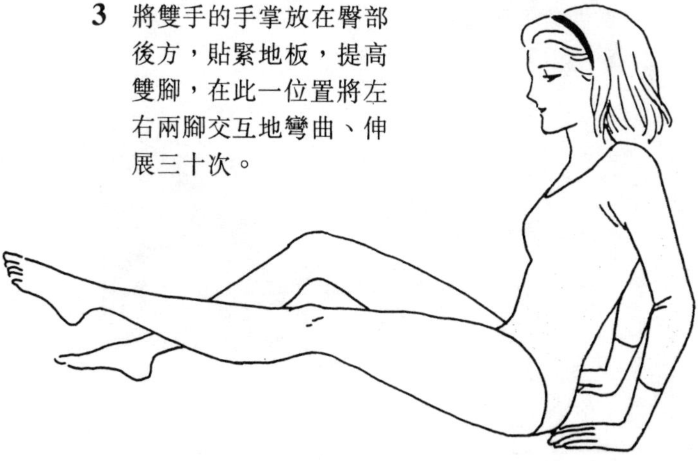

4 將雙手的手肘彎曲，一邊支撐著上半身，一邊提高雙腳，在此一位置將左右兩腳交互地彎曲、伸展30次。

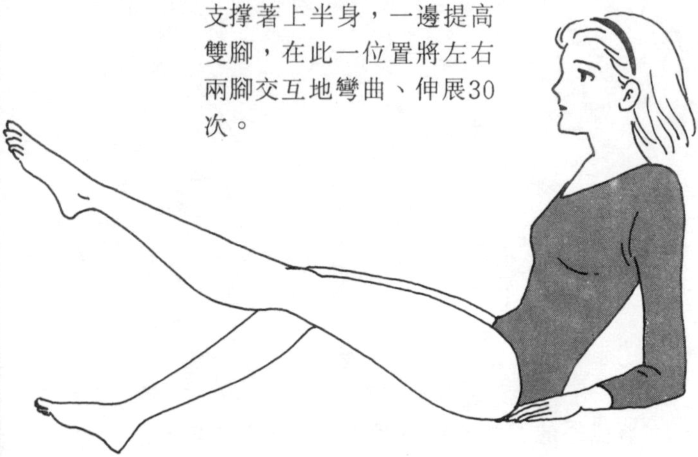

5 併攏並提高雙腳，保持稍微彎曲膝蓋的姿勢，在此一位置，於一直併攏雙腳的狀態之下，上下振動30次。

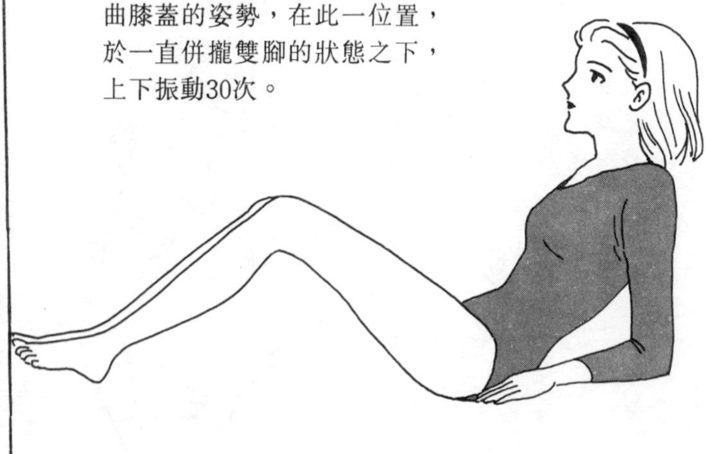

使腰部纖細的課程

理想的身材比例其條件之一，是腰部纖細。腰部一變細，胸部及臀部看起來就大一些，其他部位即使多少肥胖了些，也能感覺很美。爲了使腰部纖細，首先應治癒內臟下垂的毛病。

內臟下垂的人，由於細胞的彈性喪失，收縮能力降低，因此，要創造中間細小的葫蘆腰並非易事。

要治癒內臟下垂，最有效的方法是每天實行一百次以上的冥想呼吸，在進行此一冥想呼吸之際，吐氣時儘可能地將下腹部（丹田）拉起，同時，一邊想像內臟正往上方提起，一邊實行，最初儘管無法做得很完善，但在反覆地實行之中，內臟便可實際往上提了。

我以前胃下垂的情形很嚴重，甚至曾有一段時期連下腹部方面的胃都下垂了，但藉由反覆實行此一呼吸法，已能使胃部恢復至正常的位置。

首先，藉由一邊以治癒內臟下垂爲目標，一邊實行扭轉腰部的姿勢，從心窩至側腹的肌肉代謝狀況變佳，結果，腰部的贅肉被消除了，有可能創造纖細、結實的腰部。

瞿麥的姿勢

方法

1 併攏腳部，仰躺而睡，將手向正側方水平地伸出。此時，手掌要緊貼著地板。

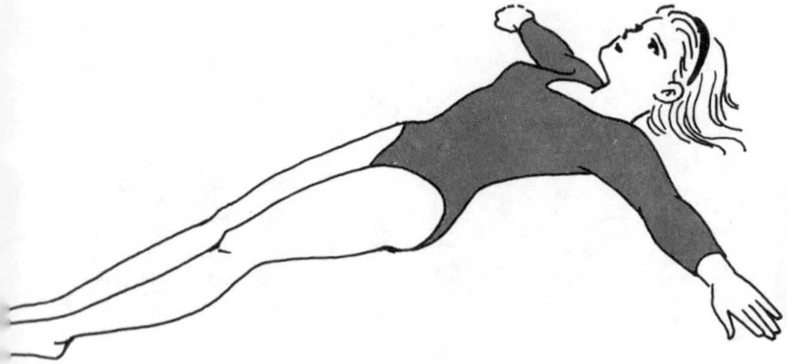

效果

1. 具有收緊心臟的肌肉及腹部的肌肉效果。
2. 提高胃臟、胰臟的功能。

注意事項

1. 一邊緩緩地吐氣，一邊配合呼吸旋繞雙腳一次。呼吸無法持續而有上氣不接下氣的窒息感時，在此一位置停止動作，一邊吸氣、再吐出，一邊旋繞雙腳。
2. 側倒時，雙腳應向正側方伸出。

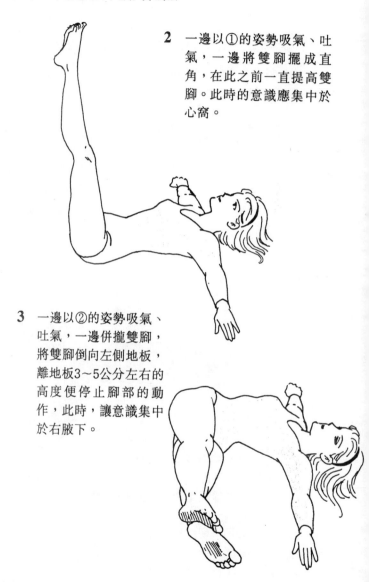

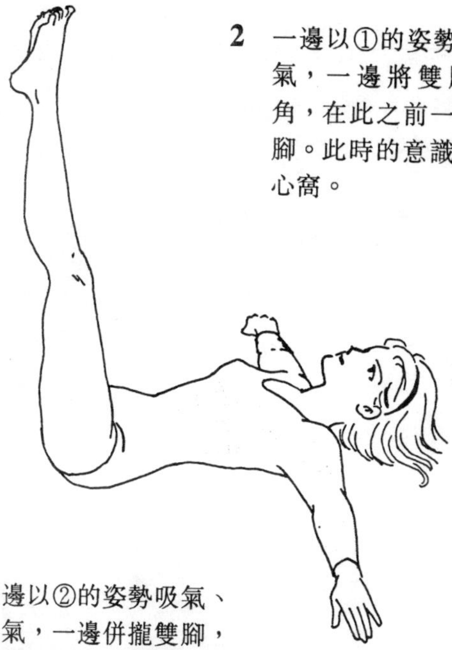

2　一邊以①的姿勢吸氣、吐氣，一邊將雙腳擺成直角，在此之前一直提高雙腳。此時的意識應集中於心窩。

3　一邊以②的姿勢吸氣、吐氣，一邊併攏雙腳，將雙腳倒向左側地板，離地板3～5公分左右的高度便停止腳部的動作，此時，讓意識集中於右腋下。

4 從③的姿勢開始，緩緩地向右旋繞，併攏雙腳而旋繞。

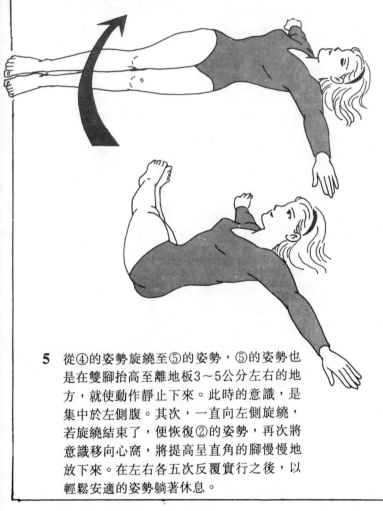

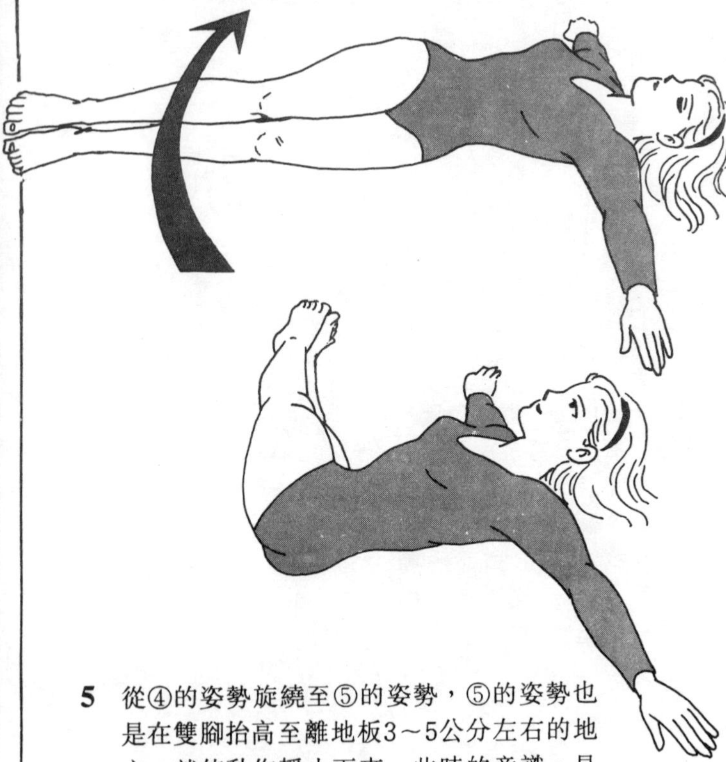

5 從④的姿勢旋繞至⑤的姿勢，⑤的姿勢也是在雙腳抬高至離地板3～5公分左右的地方，就使動作靜止下來。此時的意識，是集中於左側腹。其次，一直向左側旋繞，若旋繞結束了，便恢復②的姿勢，再次將意識移向心窩，將提高呈直角的腳慢慢地放下來。在左右各五次反覆實行之後，以輕鬆安適的姿勢躺著休息。

北極星的姿勢

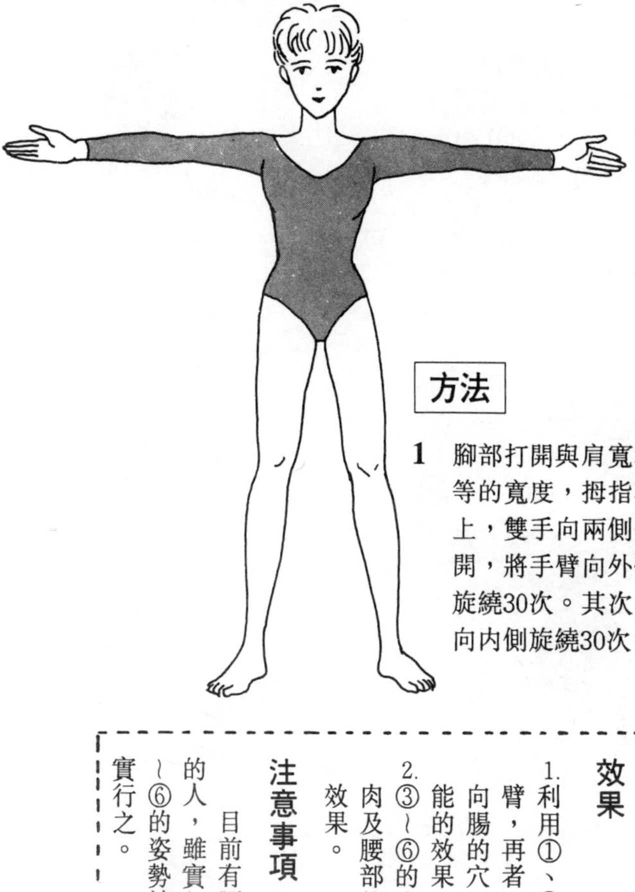

方法

1　腳部打開與肩寬相等的寬度，拇指朝上，雙手向兩側伸開，將手臂向外側旋繞30次。其次，向內側旋繞30次。

效果

1. 利用①、②的姿勢強化手腕及手臂，再者，因爲手臂上有許多通向腸的穴道，所以具有提高腸功能的效果。
2. ③～⑥的姿勢，具有收緊心臟肌肉及腰部的肌肉，使腰部變細的效果。

注意事項

目前有腰痛或腰部有麻煩問題的人，雖實行①、②並無妨，但③～⑥的姿勢請在治癒腰部的問題再實行之。

2　將雙手向前方伸出，如擰緊螺絲般，將手向內側旋繞30次。其次向外側旋繞30次。

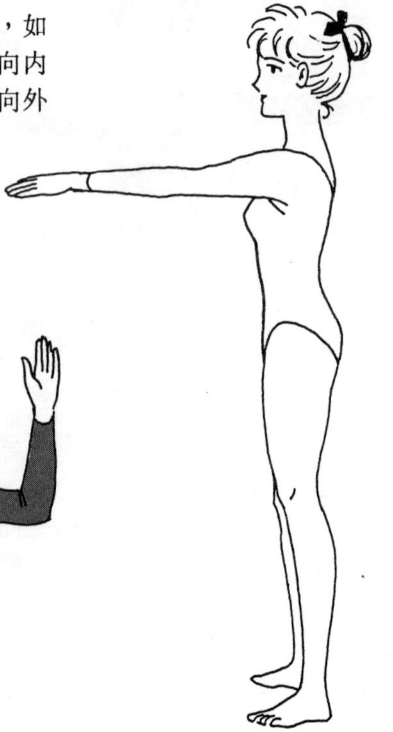

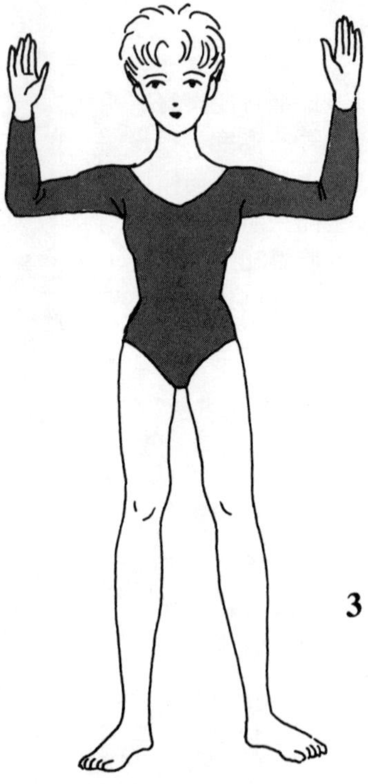

3　一直彎曲雙肘，將腰部向左右扭轉30次。其次，以同樣的姿勢彎曲膝蓋，扭轉腰部30次。最後，將上半身向前方傾倒，以此一姿勢扭轉腰部30次。

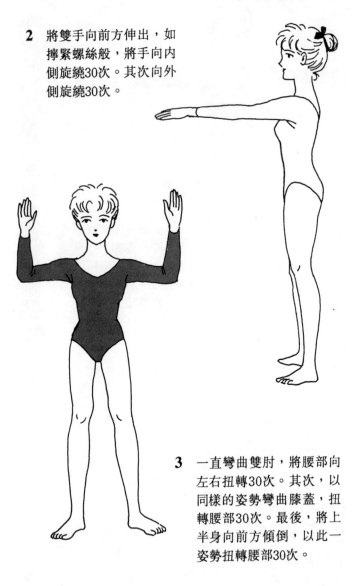

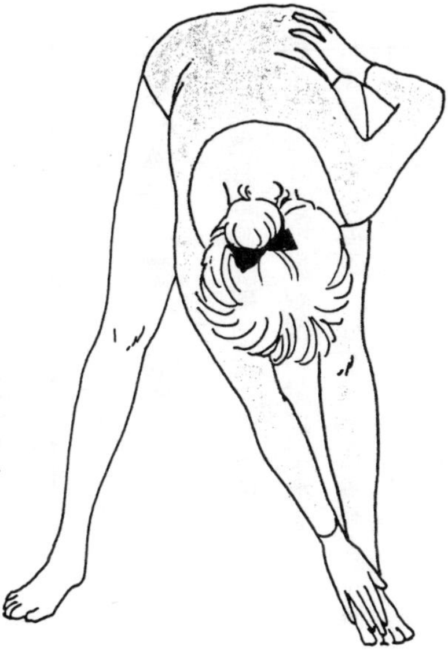

4 將上半身彎曲90度，左手放在腰部上，接著，一邊將上半身貼近左腳，一邊將右手貼緊左腳尖。之後，將上半身再次呈90度爲止再起來，並重複30次。其次，將右手放在腰部上，一邊將上半身貼近右腳，一邊將左手貼緊右腳尖，同樣的動作重複30次。

5 將上半身向前方傾倒，如圖所示，從手掌至雙膝貼近地板，重複30次。

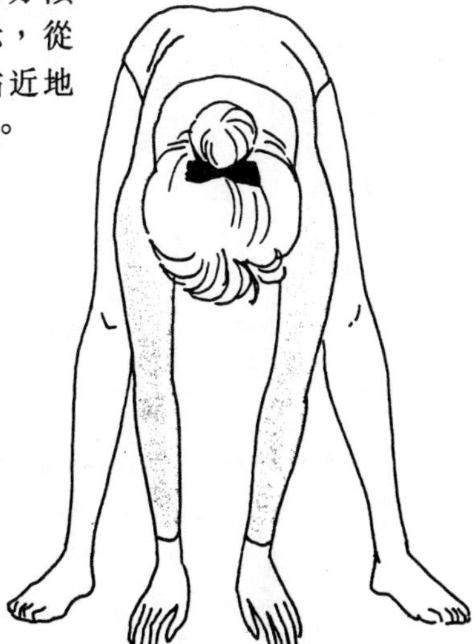

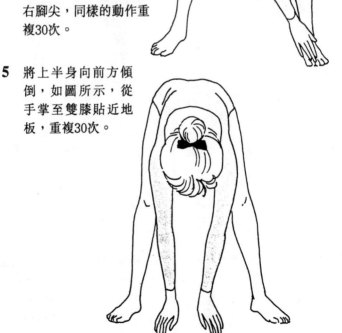

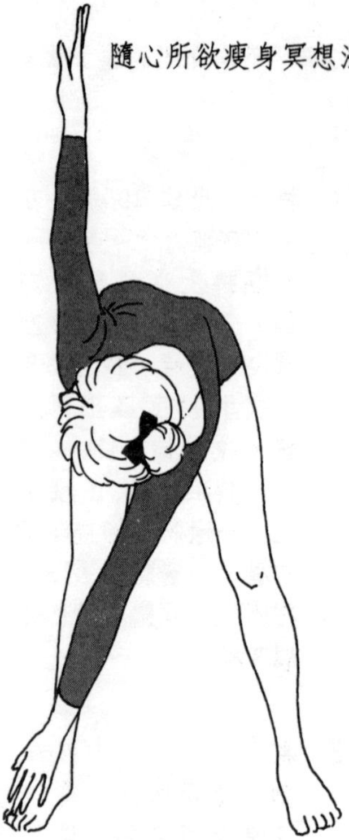

6 將雙手與肩膀呈水平伸出，雙腳打開比肩稍寬的幅度，站立著。一邊吸氣、吐氣，一邊將上半身向右前方傾倒，以左手觸碰右腳尖。此時，右手向上伸出，臉部呈注視著右手尖的樣子。其次，同樣的做法，將上半身一直向前方傾倒。將此一動作左右交互、連續地重複30次。

消除心靈及身體的僵硬

如做日常功課般地持續呼吸法，體重減輕了四公斤，右腳根部的隱痛也消失了。最近逐漸可以全心致力於修法，在感受到身體溫暖的同時，心靈的幻影也變淡了。欣喜於祛除了心靈及身體的僵硬，一面感謝先生製造參加教室的課程給我，一面過著幸福的日子。

（家庭主婦·四十六歲）

創造美麗背部的課程

人類的脊椎，是由從上而下的七塊頸椎骨、十二塊胸椎骨、五塊腰椎骨、五塊仙椎骨、三塊尾椎骨所構成。

在每一塊脊椎骨之間，都有椎間孔，從此處分出左右各一對的脊椎神經，司掌身體各種器官的功能及內臟諸器官的功能。

一旦持續著使背部蹺踢成圓形的不良姿勢，脊椎上就會產生歪斜扭曲，結果，椎間孔受到壓迫。爲此，連由此處分出的脊椎神經也受到壓迫，無法執行正確的功能，妨礙了內臟諸器官的功能，形成腰痛及神經痛的原因。

爲了瞭解自己身體的異常是由第幾塊脊椎骨的歪斜扭曲所致，在此先列舉出從各椎間孔分出的神經，與身體的哪一個部位相關，以作爲參考。

●頸椎

第一頸椎——腦、頭、眼、鼻、喉嚨

第二頸椎——喉嚨、橫隔膜

第三頸椎——眼、喉嚨、心臟

第四頸椎——喉嚨、甲狀腺、眼、視力
第五頸椎——眼、心臟、喉嚨、甲狀腺
第六頸椎——眼、耳、喉嚨
第七頸椎——上肢、心臟

●胸椎

第一胸椎——心臟、肺臟、支氣管
第二胸椎——手臂、心臟、支氣管、橫隔膜
第三胸椎——心臟、肺臟、肋膜
第四胸椎——心臟、肺臟、乳房
第五胸椎——胸部、肋膜、肝臟、胃臟、脾臟
第六胸椎——胃臟、脾臟、肝臟、十二指腸
第七胸椎——胃臟、膽囊、肝臟、腹部
第八胸椎——胃臟、脾臟、膽囊、肝臟、胰臟

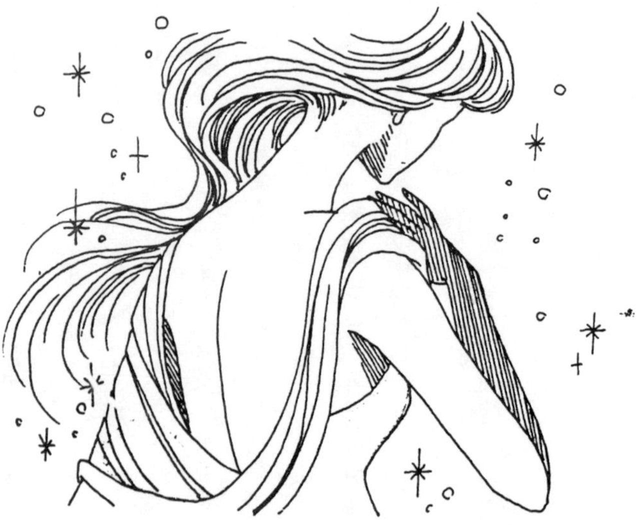

脊椎的構造

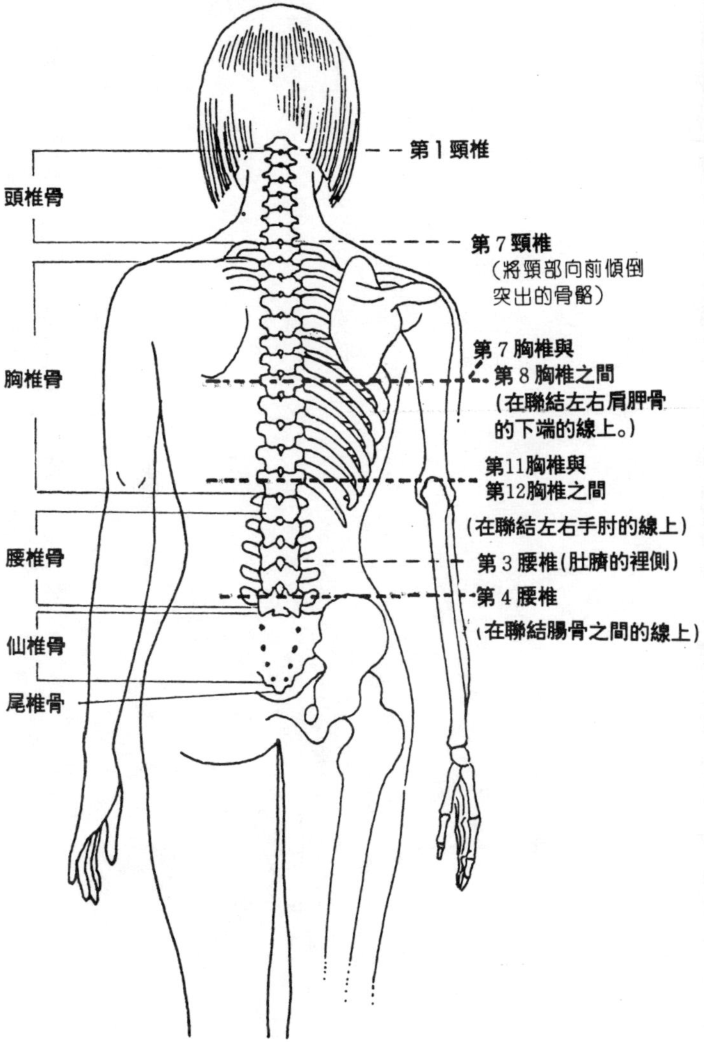
第1頸椎
頭椎骨
第7頸椎
（將頸部向前傾倒突出的骨骼）
胸椎骨
第7胸椎與第8胸椎之間
（在聯結左右肩胛骨的下端的線上。）
第11胸椎與第12胸椎之間
（在聯結左右手肘的線上）
腰椎骨
第3腰椎（肚臍的裡側）
第4腰椎
（在聯結腸骨之間的線上）
仙椎骨
尾椎骨

第九胸椎——膽囊、脾臟、胰臟、胃臟、小腸
第十胸椎——胰臟、脾臟、膽囊管、小腸
第十一胸椎——橫隔膜、胰臟、腎臟
第十二胸椎——橫隔膜、腎臟、大腸、小腸

●腰椎

第一腰椎——生殖器系統、胃腸、膀胱
第二腰椎——腸、生殖器、膀胱
第三腰椎——子宮、生殖器、膀胱
第四腰椎——膀胱、直腸、肛門
第五腰椎——膀胱、直腸、肛門

●仙椎

第一腰椎——大腸、膀胱、下肢、生殖器

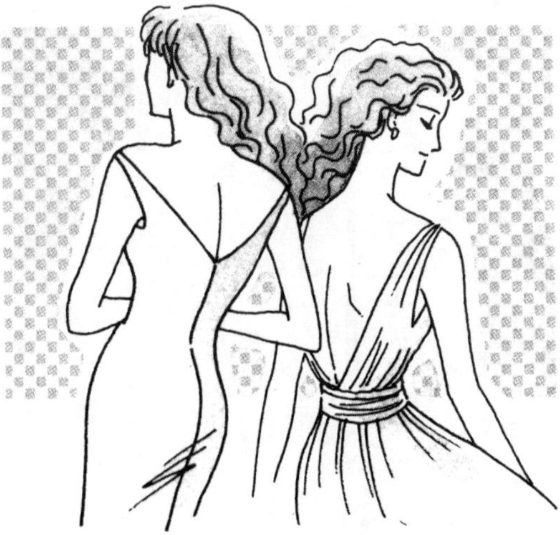

第二腰椎～第五腰椎——直腸、膀胱、生殖器

●脊椎呈伸直的正確姿勢，身體呈最佳狀態

如上所述，由於從脊椎分出各種神經，若我們的背骨歪斜、扭曲，則不僅無法獲得美麗的身材比例，還會成爲引起各種症狀的原因。在此，先列舉出容易因背骨的歪斜、扭曲、壓迫等原因而產生的症狀及疾病。

正確姿勢時脊椎的狀態

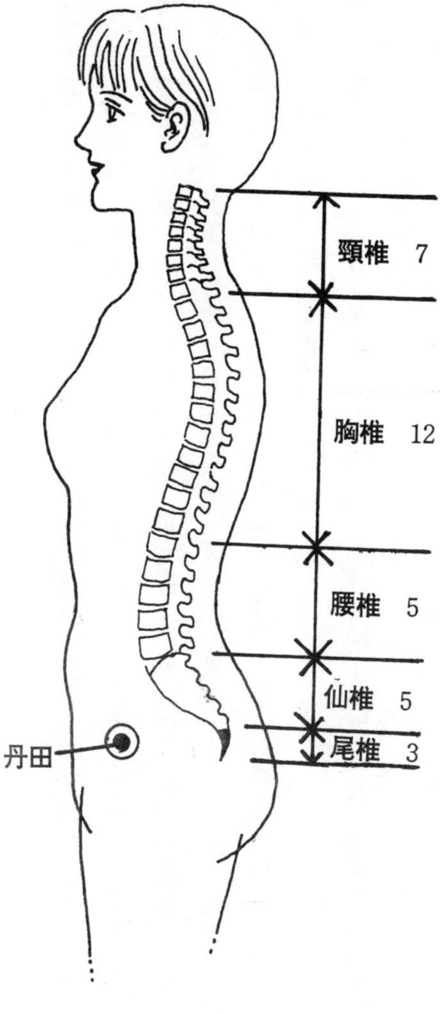

因頸椎的歪斜、扭曲、壓迫等原因而引起的症狀及疾病之中，關係著至頸部以上部位的毛病。主要的毛病是，頭痛、耳鳴、眼睛的問題、鼻子的問題、臉部肌膚的問題、牙痛、失眠、肩膀痠痛等等。另外，以胸椎來說，則會產生心臟疾病、肋間神經痛、自律神經失調、氣喘、肺臟、肝臟、胃臟、腎臟的疾病等等。因腰椎的歪斜、扭曲，壓迫而產生的問題，有腎臟的疾病、便秘、下痢、生理痛、腰痛等等。以仙椎來說，則有便秘、痔瘡、膀胱炎、坐骨神經痛、膝關節痛等等。

正確的姿勢，是將重心放在丹田（下腹部），頸椎向前、胸椎往後、腰椎位於前方的上半身，且脊椎被伸直的姿勢。

因此，創造美麗背部的第一項條件，在於保持如此正確的姿勢。

原本，當脊椎以如此的狀態伸直時，由於任何部位的神經都不會受到壓迫，血液循環也很良好，身體狀況可以保持最佳狀態，但是，無論如何想要在形式上調整成正確的姿勢，要長期間維持此一姿勢並非易事。原因是，由於我們的身體也是心靈的一種呈現，因此，長期間一個人的心靈狀態也表現於姿勢上。

平日的想法很消極（討厭、糟糕、怎麼辦才好等等）的人或有煩惱的人，由於腰部未伸直、丹田的力量鬆懈了，因此背部變成蹺蹋成一團，不斷地形成前傾、彎腰駝背的姿勢。相反地，平日的想法很積極（感恩、愉悅、快樂等等）的人，由於丹田有力，因此，腰部伸直，背骨也直直地伸直，保持正確的姿勢。

有鑑於此，要創造優美的姿勢，應使我們平日的想法經常地保持積極，關於這一點，只要實行瑜伽姿勢，注意消除頸部、肩部、背部的贅肉即可。

土星的姿勢

效果

1. 脊椎及背部的肌肉得以伸展，脊骨的歪斜扭曲得以矯正，駝背也得以治癒。
2. 伸展喉嚨，促進甲狀腺荷爾蒙的分泌，淨化血液。
3. 因爲可以伸展腹部，所以能消除腹部的瘀血，對便秘或下痢也有效。
4. 因爲可以刺激腎臟，所以能提高腎臟的功能。

注意事項

在②、③、④的姿勢程度，呼吸應自然地進行，在暫且忍耐之後再轉移至下一個動作。

方法

1 呈俯臥的姿勢，彎曲手肘，貼近兩腋，手掌則緊靠地板，額頭也緊靠地板。

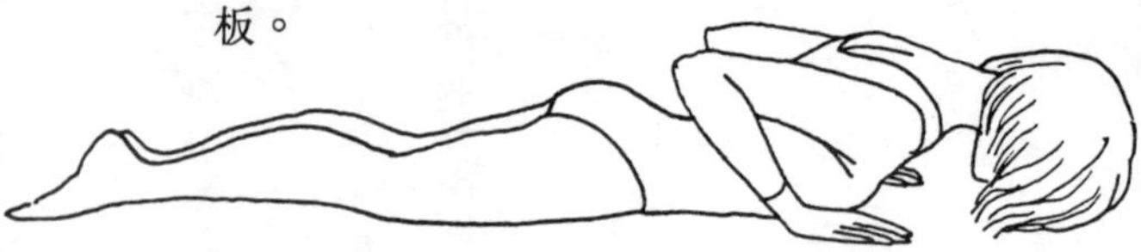

2 一邊以①姿勢吸氣、吐氣，一邊徐徐地將臉抬起。此時的意識應使之集中於喉嚨。抬起胸部時，一邊以手臂的力量支撐著上半身，一邊抬起。

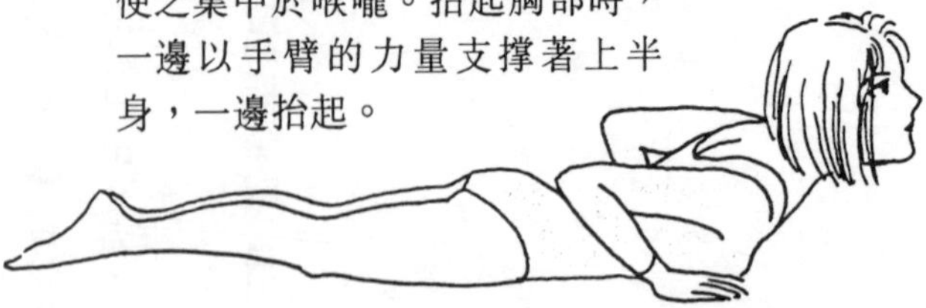

3　一邊以②的姿勢吸氣、吐氣，一邊進一步地再使用手的力量抬起胸部。意識應由喉嚨移至胸椎，使之集中於胸椎。

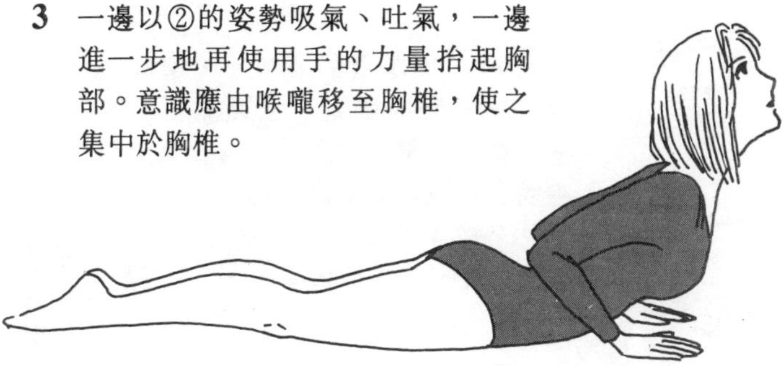

4　一邊以③的姿勢吸、吐氣，一邊將手貼近腰部，直直地伸展手肘，儘量使上半身反折彎曲。眼睛注視著天花板，喉嚨也充分地反彎。採取此一姿勢時，想像背部肌肉得以伸展的美麗背部。

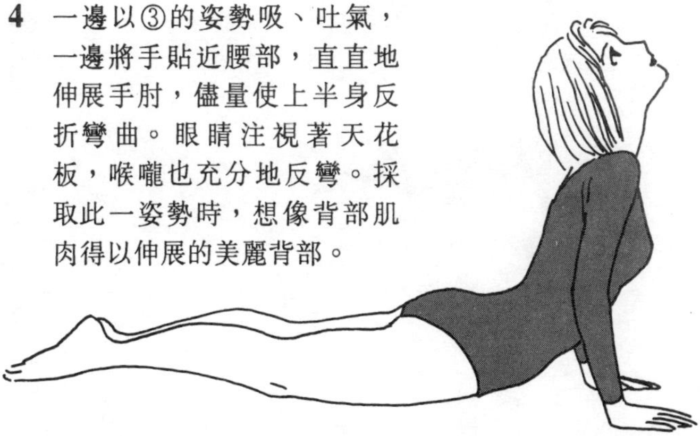

5　以俯臥的輕鬆姿勢躺著休息。

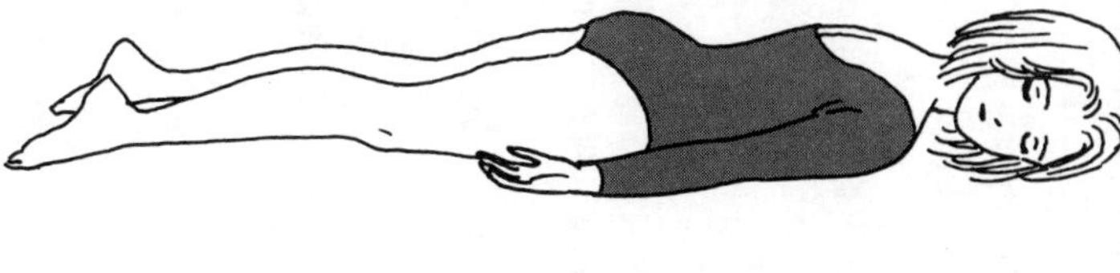

方法 1 呈匍匐趴伏地上的姿勢，一邊吸氣，一邊彎曲膝蓋，額頭貼近右膝，捲曲身體。其次，一邊吐氣一邊將右腳儘量地抬高，使上半身反彎。連續重複此一動作30次。接著，將左腳同樣地抬高30次。

夜晚明星的姿勢

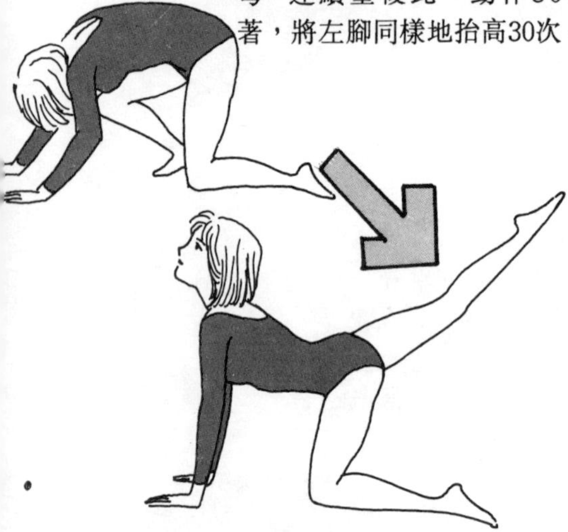

效果

1. 在①、②的姿勢中，頸椎、胸椎、腰椎得以刺激，使脊椎全體柔軟。
2. 在③、④、⑤的姿勢中，頸椎及胸椎尤其受到刺激，使頸椎及胸椎柔軟。
3. 藉由實施①~⑤的姿勢，腰部得以强化，腎臟的功能提高了。

注意事項

1. 採取①的姿勢，請配合呼吸，以不加諸背骨勉强負擔的速度實行。
2. 在①~⑤的姿勢之間，一邊一直想像脊椎變得柔軟，一邊實行。

2 以趴伏的姿勢，保持使上半身反折彎曲的狀態，將右腳儘量地抬高，在此一位置上下擺動30次。其次，左腳也同樣地上下擺動30次。

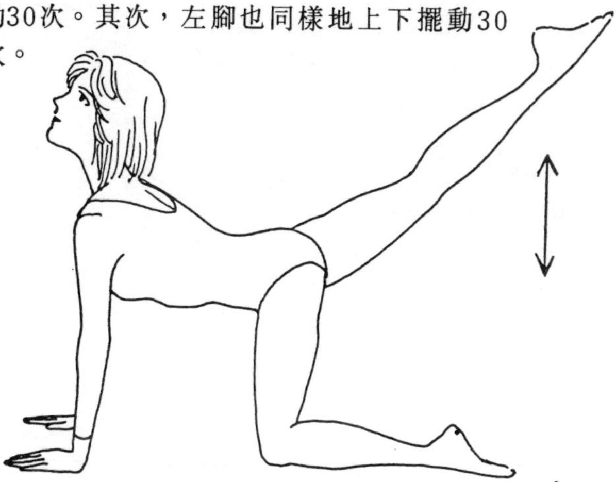

3 以趴伏的姿勢，保持使上半身反折彎曲的狀態，將雙膝貼近地板，抬起左腳。然後，從膝蓋處將右腳彎曲呈直角，以保持彎曲的狀態將右大腿上下擺動30次。接著，左大腿也同樣地上下擺動30次。

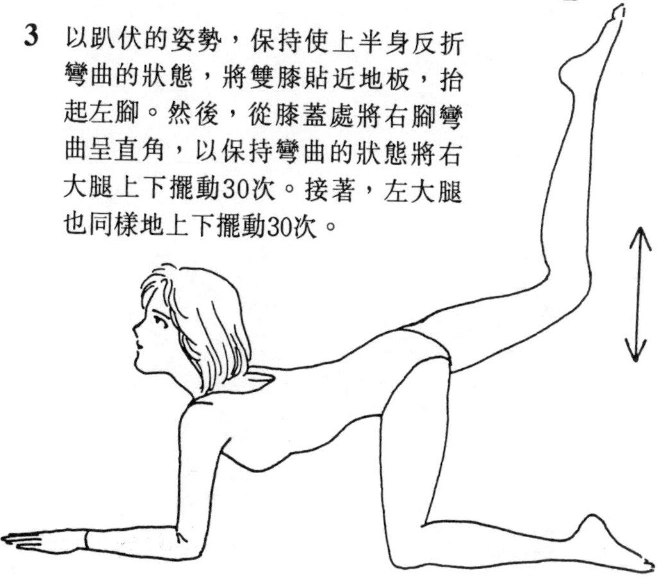

4 以趴伏的姿勢，保持使上半身反折彎曲的狀態，將雙膝貼近地板，抬起右腳。然後，彎曲、伸展右腳，重複30次。 接著，左腳也同樣地實行。

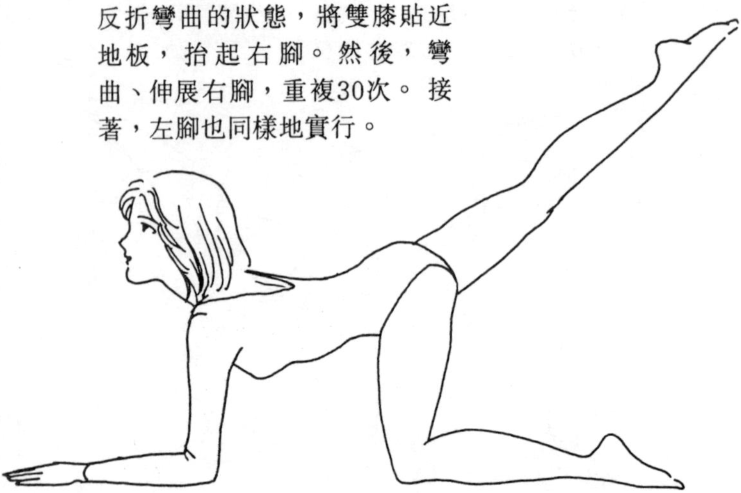

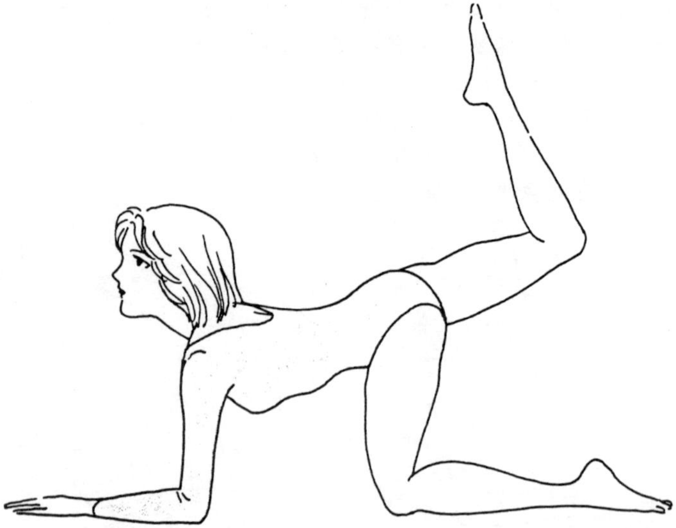

5 以趴伏的姿勢，保持使上半身反折彎曲的狀態，將雙膝貼近地板。抬起右腳，儘量地抬高。一直保持此一姿勢將右腳上下擺動30次。其次，左腳也同樣地實行。

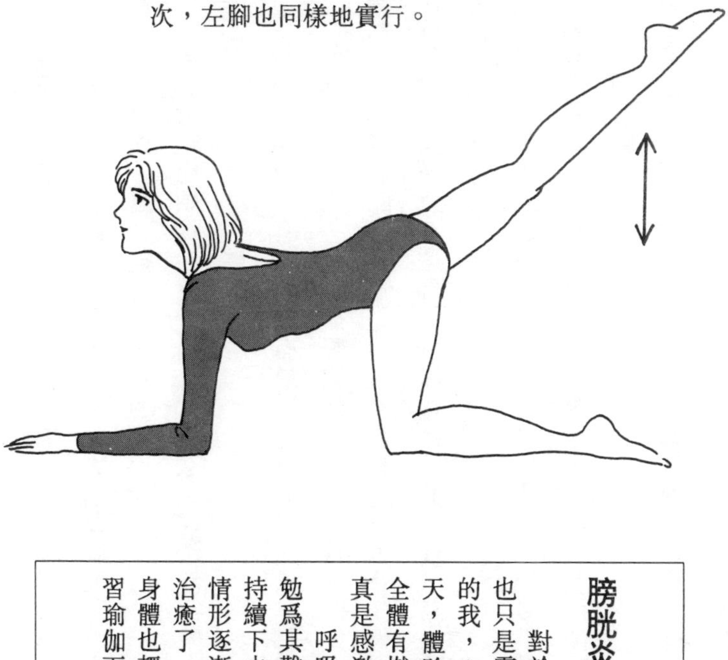

膀胱炎三個月就痊癒了

對於瑜伽，一開始即使冥想也只是靈光一閃且沒有任何感覺的我，在研修三個月的最後一天，體驗到光輝的冥想，且手臂全體有燃燒得非常炙熱的感覺，真是感激。

呼吸法每天做一百次固然是勉爲其難，但拜每天無論如何都持續下去之賜，半夜上洗手間的情形逐漸地消失了，連膀胱炎也治癒了，過著爽快舒適的日子。身體也輕鬆多了，我想要一直學習瑜伽下去。

（家庭主婦·四十歲）

創造腳部線條美的課程

要創造美麗的腳部，首先有必要將美麗腳部的形象明確化。所謂的美腿，是指挺直地站立著時，膝蓋不突出，大腿及腿肚上沒有多餘的贅肉，腳踝很緊繃結實，進而，腳骨挺直地伸直的腿。

因腳太粗而煩惱的人之中，一旦贅肉變得肥胖，便會有浮腫、變粗的情形。

長出贅肉時，有必要以有氧健身瑜伽實施增加腳部肌肉力量的訓練。

腳部浮腫的人，是由於腎臟功能低落所致，因此有必要提高腎臟的功能。爲此，除了有氧健身瑜伽之外，重要的是，從平日開始注意攝取小魚、海草、深綠色的蔬菜類及紅蘿蔔等可淨化血液的飲食，藉由使腎臟的代謝變佳，腳部的浮腫便不斷地被消除。

另外，日本人之中爲數不少的O型腿，由於多半原因在於股關節脫臼、股骨節變得堅硬、可動性變得遲鈍等等，因此，藉由使股關節柔軟、矯正骨盤的歪曲，O型腿便可變得相當良好。

希望創造美腿的人，由於一旦腳部內側的肌肉緺縮，站立時，膝蓋就突出來，看起來像個老年人一般，因此，請每天一定要實行伸展此一肌肉的姿勢。藉由伸展腳部內側的肌肉及大腿內側的肌肉，便可創造柔軟且舒暢的腳部。

希望使腳踝纖細的人，有必要使腳踝肌肉的代謝變佳。爲此，每天請坐在地板上，將一隻腳放在另一隻腳上，也莫忘用手將雙腳的腳踝各慢慢地旋繞三十次左右。

仙女座的姿勢

方法

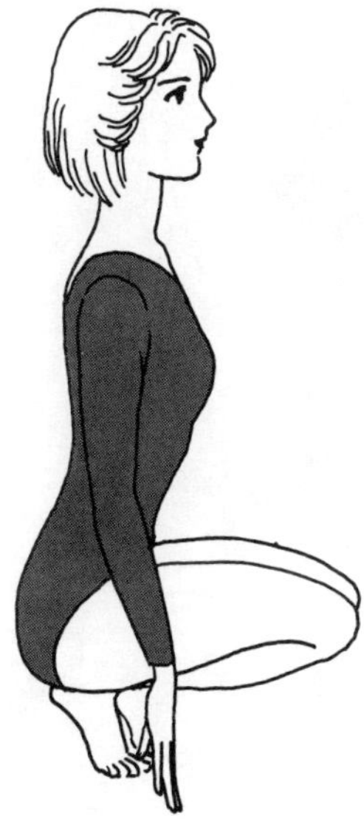

1　將指尖立起，臀部放在腳後跟之上，併攏膝蓋，放下腰部的重量。背部直直地伸展，雙手朝向地板垂下來，指尖觸碰到地板。意識朝向丹田。

2 保持①的姿勢，一邊吸氣、吐氣，一邊儘量將右腳向後伸展。此時，意識朝向伸展的那一隻腳。

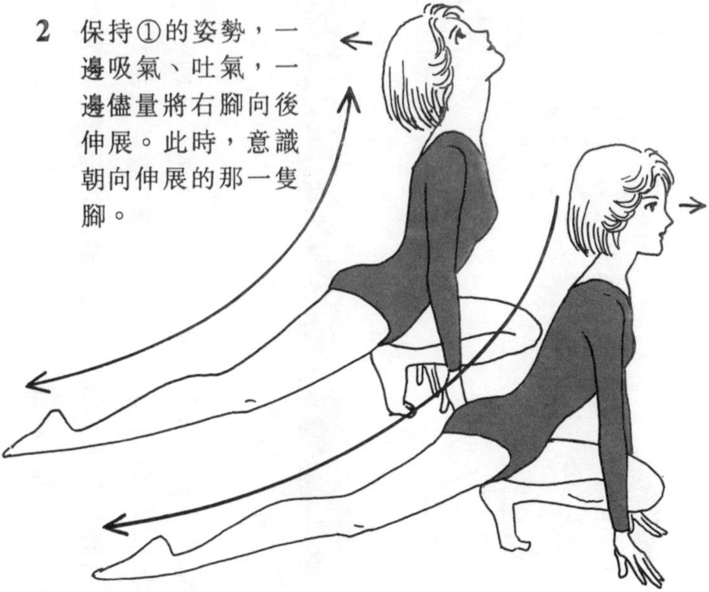

效果

1. 股關節得以伸展，使腳部的線條變得美麗。
2. 使股關節及腰部柔軟，O型腿得以逐漸地矯正。
3. 藉由扭轉腰椎，腰椎的歪斜扭曲得以矯正，能預防腰痛。

注意事項

1. 在完成的姿勢之中，想像正在伸展的腳伸展得既纖細又美麗。
2. 一將力量放在向前方伸出的腳拇趾，就可以取得平衡，安定下來。
3. 向後方伸展的腳，注要不要彎曲。
4. 實行左、右兩方向的姿勢之後，再一次實行對自己而言不易實行的一方。

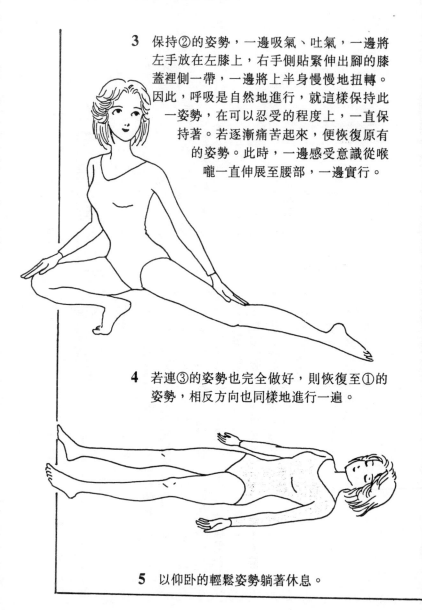

3　保持②的姿勢，一邊吸氣、吐氣，一邊將左手放在左膝上，右手側貼緊伸出腳的膝蓋裡側一帶，一邊將上半身慢慢地扭轉。因此，呼吸是自然地進行，就這樣保持此一姿勢，在可以忍受的程度上，一直保持著。若逐漸痛苦起來，便恢復原有的姿勢。此時，一邊感受意識從喉嚨一直伸展至腰部，一邊實行。

4　若連③的姿勢也完全做好，則恢復至①的姿勢，相反方向也同樣地進行一遍。

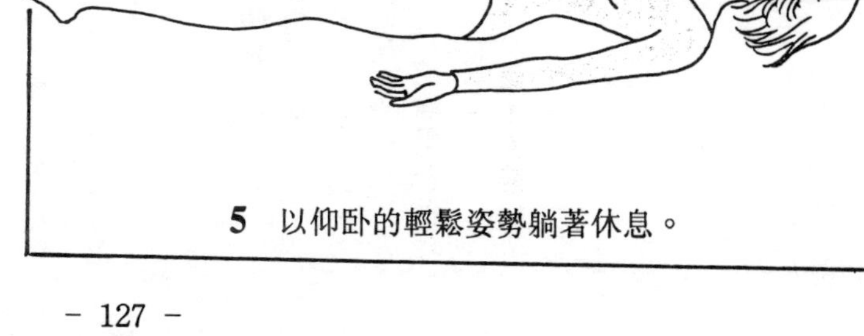

5　以仰卧的輕鬆姿勢躺著休息。

鬱金香的姿勢

方法

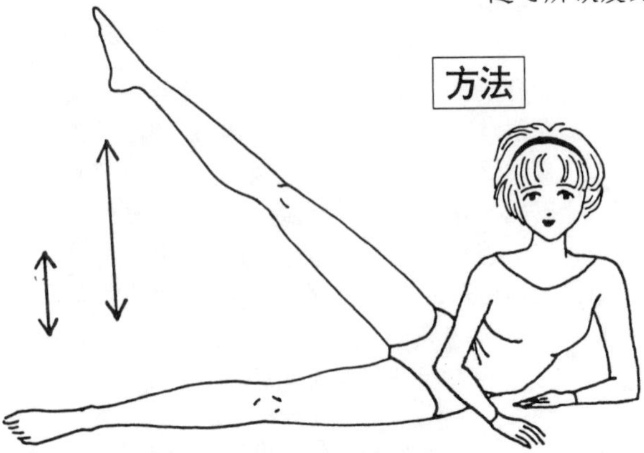

1 彎曲左膝，請將左腳朝向下方，橫躺下來，左腳開始小幅度地上下擺動30次。其次，大幅度地上下擺動30次。

效果

1. 强化腳部的肌肉，對消除腳部的贅肉很有效。
2. 在②的姿勢中，尤其使膝蓋變得柔軟，創造美麗的膝蓋。
3. 在③的姿勢中，因爲腳部内側的肌肉得以伸展，所以腎臟的功能提高了，對消除腳部的浮腫很有效。
4. 在④的姿勢中，阿奚里腱得以伸展，使腳底的代謝轉佳，腳腕緊縮。

注意事項

1. 側躺時，注意不要使上半身扭轉，再實行之。
2. 一邊想像腳的肌肉能强化，贅肉能消除的美腿，一邊實行。

2 抬起右腳，用右手握著膝蓋處，彎曲、伸展右腳，重複30次。

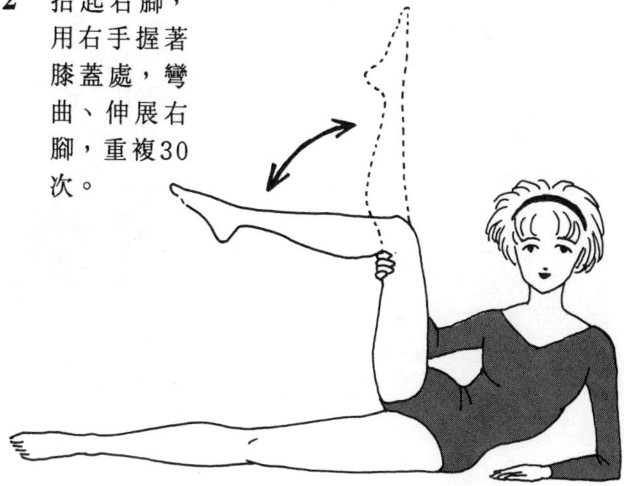

3 將右腳直直地伸展，用右手握著，將腳向頭部的方向靠近，重複30次。

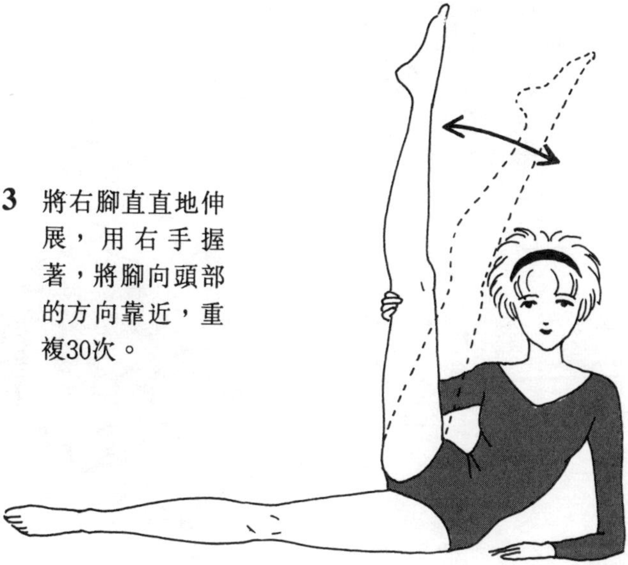

4 伸展右腳的阿奚里腱，直到前方直角處爲止，前後擺動30次。

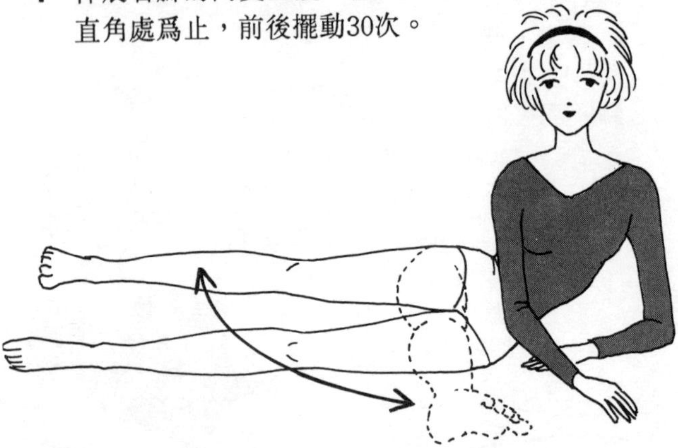

5 以直角的位置將右腳上下擺動30次。其次，彎曲右膝，垂下右腳，①～⑤同樣地實行一遍。

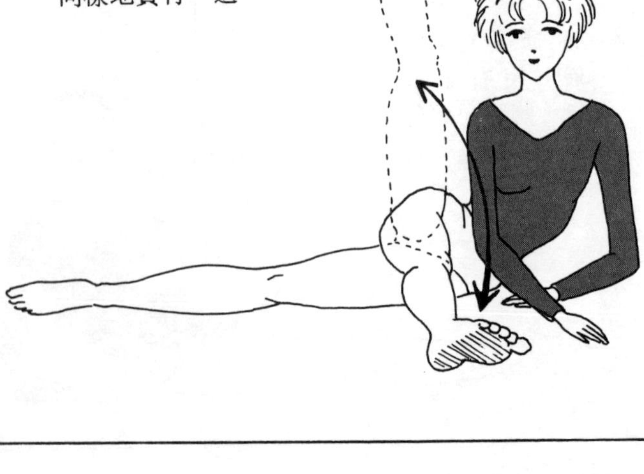

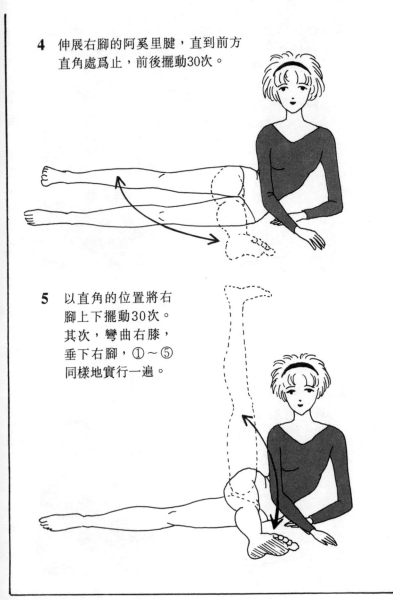

使臀部提高的課程

使女性的身材比例看起來很美麗的重點之一，在於臀部的形狀。

臀部緊繃結實，往上提高，不僅身材比例很美，同時也使人感到活潑的年輕感及健康美。事實上由於年輕人的皮膚具有彈性，因此，他們的肌肉也很結實。然而，由於上了年紀老化現象的進展，細胞的彈性便喪失，因此，臀部的肌肉也會鬆弛。有鑑於此，臀部也可以說是一個人的健康及年輕的指標。

臀部主要是由形成腸骨的骨盤、仙骨及尾骨等骨骼所組成。而且，爲了可以支撐上半身的重量，仙骨由强力的韌帶所支撐著。

此一仙骨的韌帶愈是富於彈性，臀部愈是緊繃結實，往上提高。這樣的人都是精力旺盛、活力充沛的。

因此，希望提高臀部的人必須注意的事情，首先是成爲使全身的細胞恢復年輕、富於彈性的身體。支撐仙骨的韌帶的力量也加强了，有可能提高臀部。

尤其是胃下垂的人，由於使細胞收縮的力量降低，臀部的肌肉也多數没有彈性，因此，首先請注意治癒胃下垂。爲此，重要的是攝取適合身體的適當飲食，調整内臟的功能，實施適度的運動，使細胞不老化。

●色心不二——身體的狀態＝心靈的狀態

其他方面，爲了永遠保持細胞的年輕，應對人生有目標，注意以積極的方式去生活。因爲一旦心中有擔憂、遺憾、恐懼、失望等消極的想法，無論感情或理性都會被牽扯成否定性的想法，自律神經喪失均衡。結果，細胞核鬆弛下來，內分泌未適切地分泌各種荷爾蒙，細胞失去年輕，不斷地老化。

如此一來，細胞便失去彈性，內臟下垂，肌肉也鬆弛下來。

有一話說道「色心不二」。意思是說心靈與身體是一體的。這是因爲根據我們心靈狀態，新製造出來的細胞狀態也會有所不同。也就是說，意味著現在的身體狀態（色）與心靈狀態相同一致。因此，無論如何去作形式上的運動，如果心中充滿了否定性的想法，無法真正獲得期望中的身材比例。

爲了創造美麗的臀部也要伸展腳部內側的肌肉。由於臀部的肌肉及腳底內側的肌肉是連續的，因此一旦腳部內側的肌肉退縮，在力學上，臀部的肌肉當然也會往下拉扯，臀部便不斷地下垂。

有鑑於此，希望提高臀部的人，首先使心中充滿了積極的想法（感恩、體貼、溫柔、喜悅等想法），然後一邊想像提高了臀部的理想身材比例，一邊伸展腳部內側的肌肉，藉由實行火星的姿勢及有氧健身瑜伽的天王星姿勢，便可創造美麗的臀部。

火星的姿勢

效果

1. 可以提高臀部的肌肉，臀部往上升。
2. 在③的姿勢中，藉由多多地提高不易提高那一側的腳，骨盤的歪斜扭曲得以矯正，可以創造形狀優美的臀部。
3. 使下垂的腎臟恢復至正常的位置，提高腎臟的功能，消除身體的浮腫。

注意事項

1. 將每一隻腳分別提高時，上半身應保持挺直，注意不要扭轉。
2. 提高腳時，用手按壓地板，高高地提起腳。
3. 提高腳並保持此一姿勢的期間，一邊想像升高的臀部，一邊實行。

方法

1 將額頭貼近地板，併攏雙腳。將手掌朝上，雙手伸向兩側，俯臥下來。使意識集中於丹田。

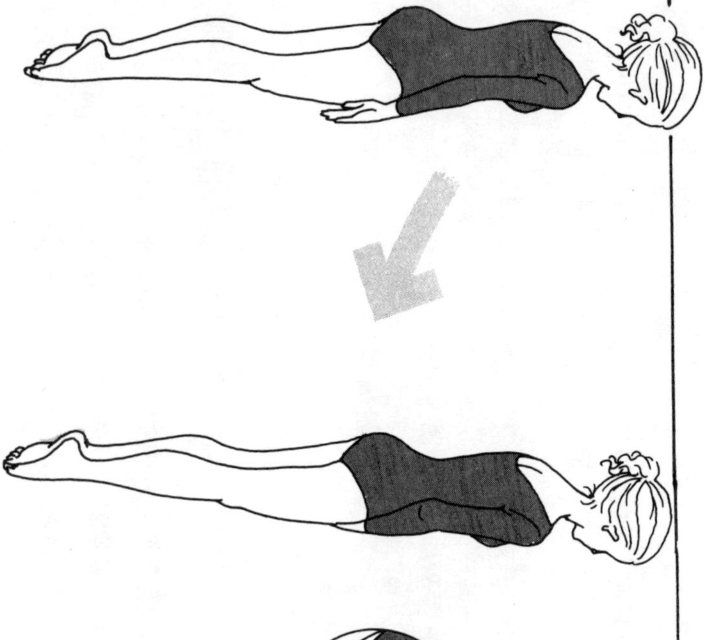

2 雙手握成拳頭，那隻手插入大腿之下。意識仍然集中於丹田。

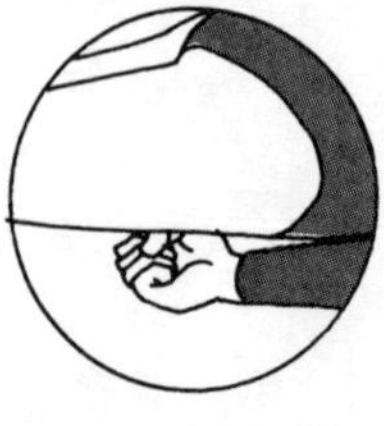

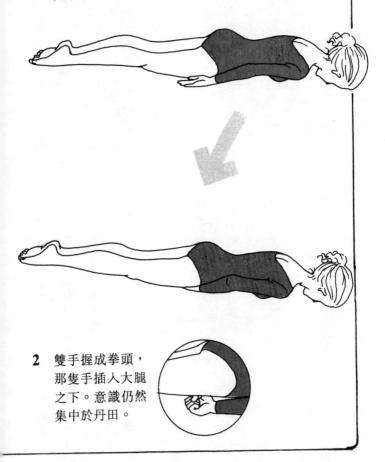

3 以②的姿勢吸氣，停止呼吸，一口氣抬起右腳。就這樣保持姿勢。呼吸應自然地進行，在可以忍受的程度上忍受著。若逐漸變得痛苦，便將抬起的腳放下，其次，同樣的做法，將左腳握著抬起。試著左右都實行看看，不易做到的那一側腳再次地實行一遍。意識集中於抬起的腳那一側的臀部。

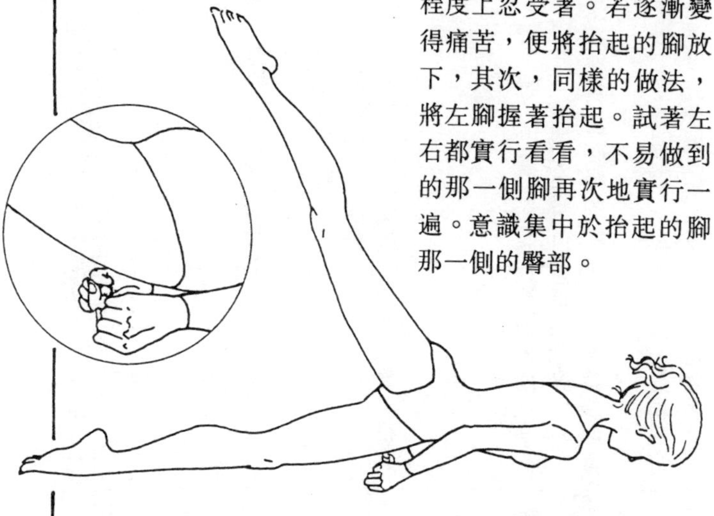

4 若以③做完左右兩側的腳，則至此充分地吸氣，停止呼吸，接下來一口氣抬起雙腳。此時也是在可以忍受的程度上保持此一姿勢，若逐漸變得痛苦，便放下腳，以俯臥的輕鬆姿勢躺著休息。

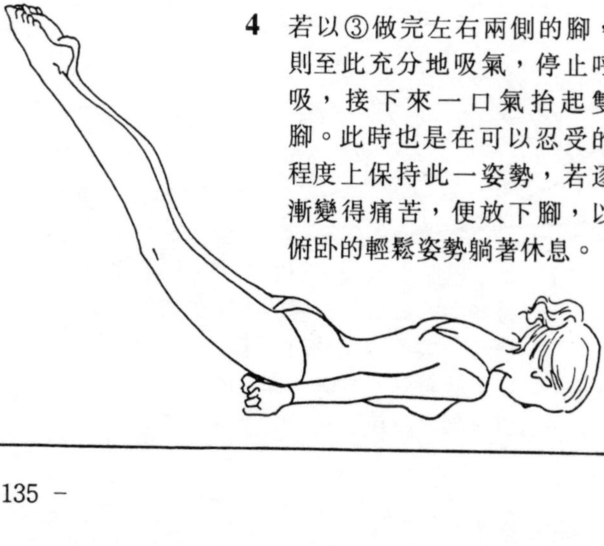

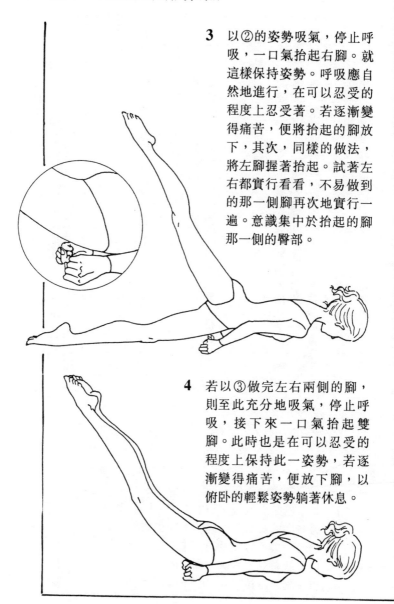

天王星的姿勢

效果

1. ①、②的姿勢，對提高臀部、使臀部的肌肉緊縮很有效。
2. 腰部變得柔軟，可以預防腰痛。
3. ③的姿勢，可消除從背部至腰的贅肉。
4. 因爲腹部得以按摩，所以對消除腹部全體的贅肉很有效。

注意點

1. 採取①的姿勢時，將下巴緊密地貼近地板，使上半身固定之後，一用雙手拉拽，就可以做得很漂亮。
2. ②的姿勢，請配合自己呼吸的節奏，不要勉強地實行。
3. ③、④的姿勢，上半身固定、不翹曲的人，最初只實行①、②，在可以充分地反彎上半身之後再實行。

方法

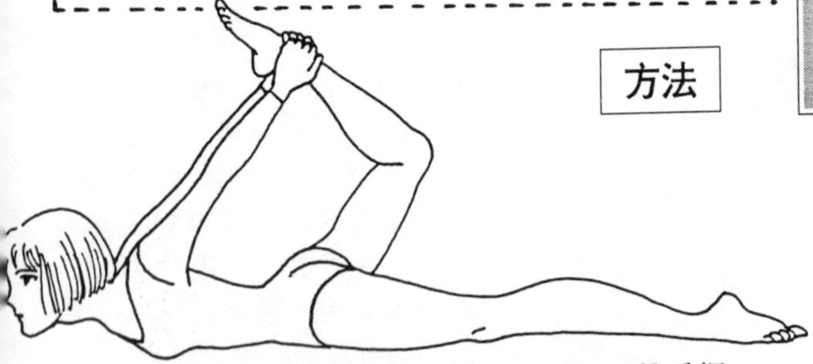

1 將下巴貼近地板，俯臥下來，以雙手握著右腳的腳腕，右腳的大腿也如從地板抬起一般，以雙手連續拉拽100次，握住舉起右腳。其次，同樣的做法，一邊將左腳連續拉拽100次，一邊舉起來。

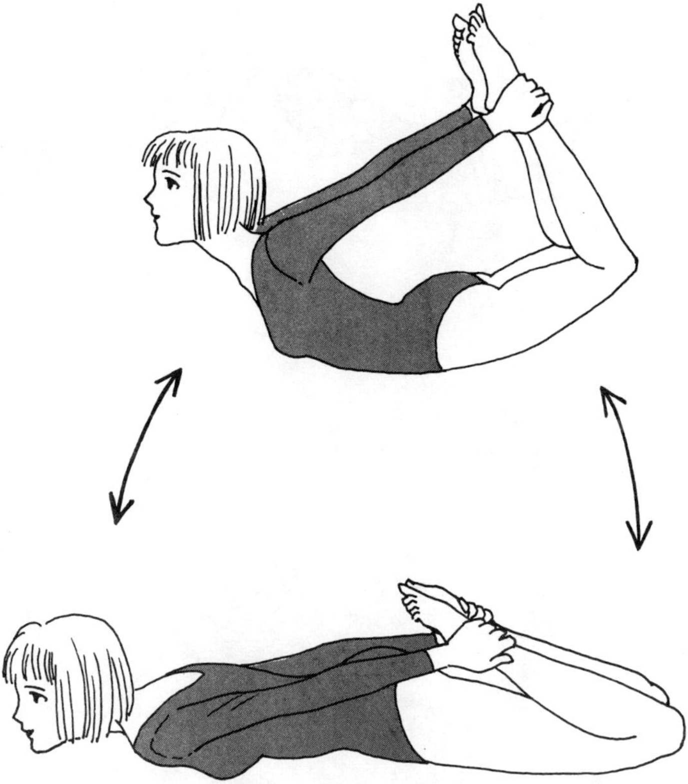

2　從下巴貼近地板的俯趴狀態，轉換成以雙手握住雙腳腳腕，使上半身翹曲，充分反彎之後，恢復原來的狀態，連續重複20次將下巴貼近地板。此時，一邊吸氣，一邊使上半身翹曲，一邊吸氣，一邊恢復原來的狀態。

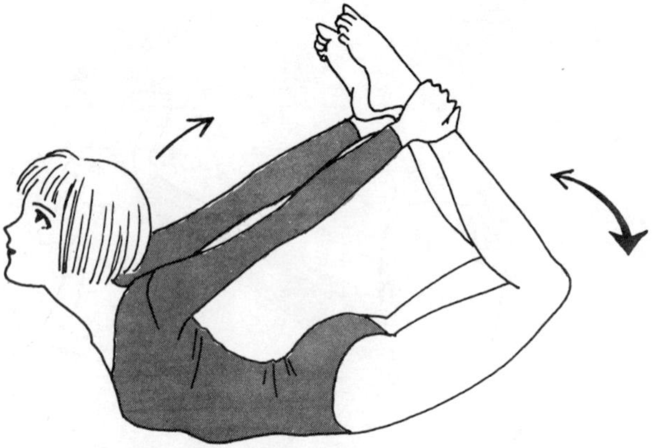

3　以②的姿勢翹曲上半身的狀態，實行10次開、閉雙膝的動作。

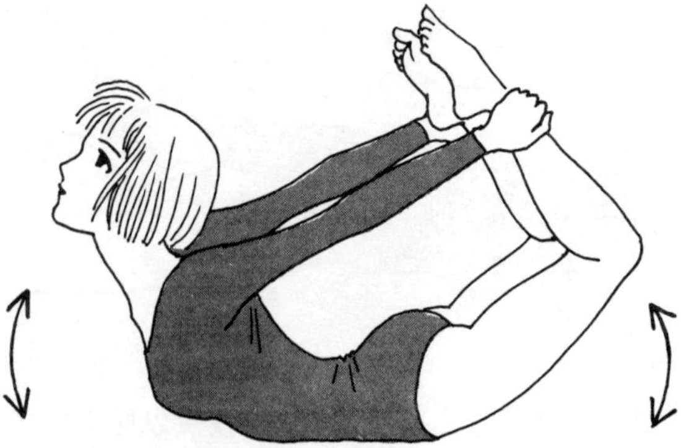

4　同樣地以保持翹曲上半身的姿勢，重複10次向左右旋轉側滾的動作。

使手臂纖細的課程

一般而言，在女性的身體之中，首先最容易長出贅肉的部位是腹部。其次，容易長出贅肉的部位是手臂。正如一再反覆說明的，贅內是肌肉力量脆弱的部位，也就是說，由於長在平日不動的部位，因此為了不增加贅肉，便有必要將這些肌肉積極地訓練一番。

目前手臂長出贅肉的人，是平日即使使用手指尖，也不願去活動全體手臂的動作的人。

而且，手臂上長出贅肉的人，多半是手臂根部的肩關節僵硬，由於可動性也變得遲鈍，因此贅肉愈發生長出來。

因此，希望使手臂纖細的人，首先，實行刺槐的姿勢，使肩關節柔軟，提高活動性，手臂能順利地、柔軟地活動。

之後，與使肩關節柔軟同時併用，藉由每天實行有氧瑜伽的百合姿勢，便有可能使手臂纖細。

刺槐的姿勢

效果

1. 使肩關節柔軟，手臂變得柔軟、纖細。
2. 消除肩胛骨左右兩側的歪斜扭曲，消除肩膀的僵硬酸痛。
3. 因爲使肩關節柔軟，所以可以預防四十肩、五十肩。

注意事項

1. 手在後側交叉時，將背部肌肉直接地伸展。
2. 將手在後側交叉時，手容易交叉的方向與手不易交叉的方向有著極端差異的人，由於肩胛骨有相當歪斜扭曲的現象，因此，容易交叉的一方應特別多多地實行此一姿勢，無論在哪一方交叉，都請同樣地交叉。再者，手無法在後側交叉的人，作爲輔助動作，請在雙手握著手帕或手巾，一點一點地使肩胛骨柔軟。肩膀僵硬的人，一在澡盆之中練習，就可以迅速地在背部交叉雙手。

方法

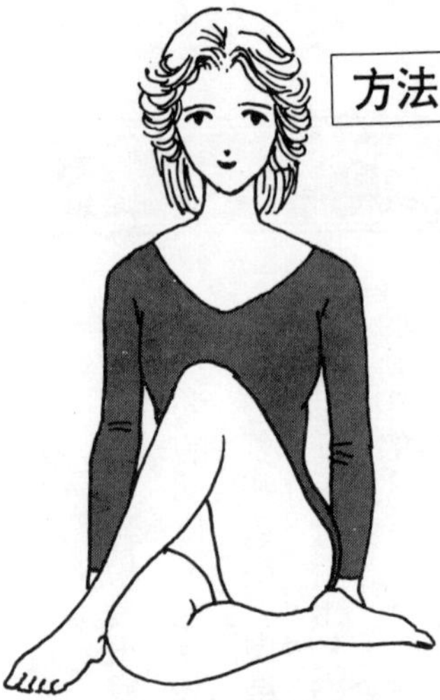

1 彎曲右膝，將腳後跟貼近左腳的根部。左腳跨過右腳，向前伸出，立起膝蓋而坐，使意識集中於丹田。

2 將左腳放在右腳之上，將雙膝上下重疊起來。意識朝向丹田。

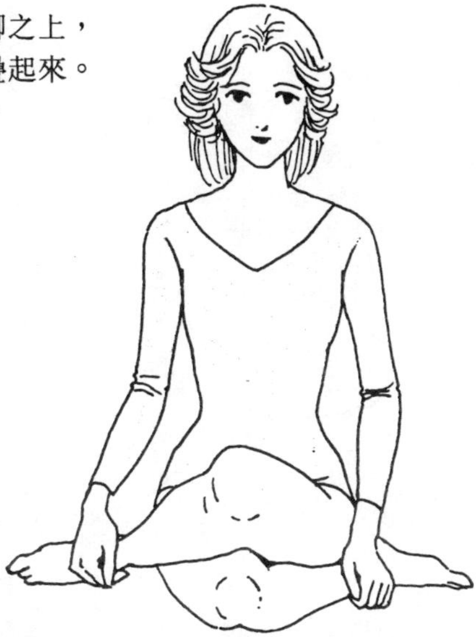

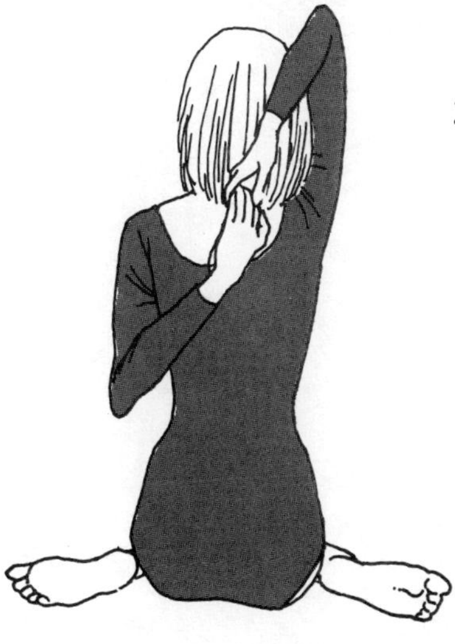

3 保持②的姿勢，一邊吸氣、吐氣，一邊將左手向後側繞轉，將左手及右手在背部交叉成握手的姿勢。暫時保持此一姿勢，靜靜地呼吸，重複進行7次。此時，使意識集中於手臂。其次，將腳重疊的方向與手互握的方向換個相反方向，同樣地實行一遍。

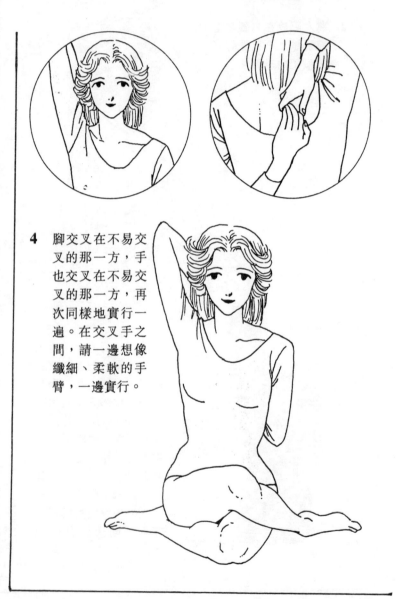

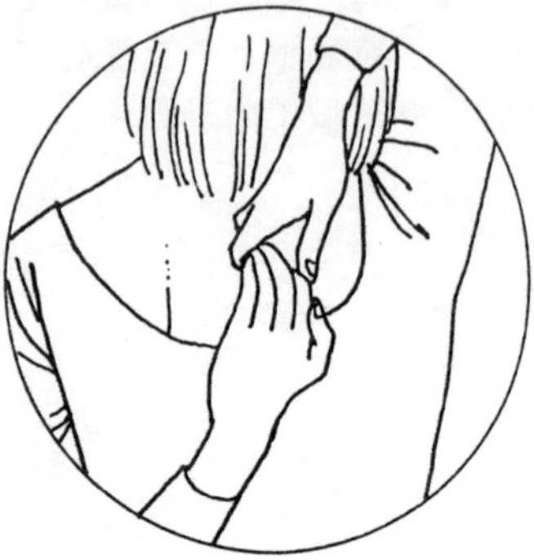

4 腳交叉在不易交叉的那一方，手也交叉在不易交叉的那一方，再次同樣地實行一遍。在交叉手之間，請一邊想像纖細、柔軟的手臂，一邊實行。

百合的姿勢

方法

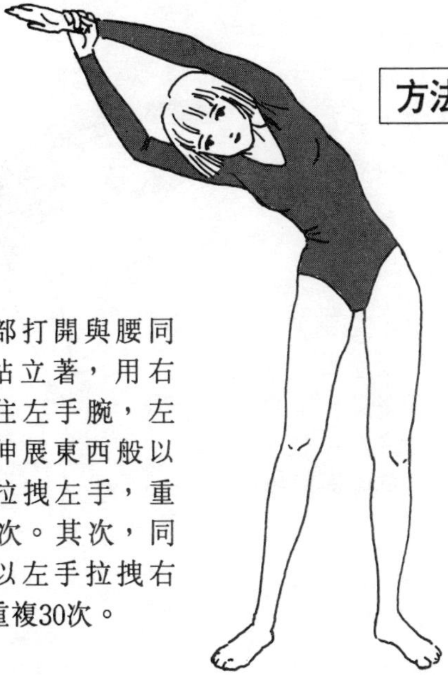

1 將腳部打開與腰同寬，站立著，用右手抓住左手腕，左側如伸展東西般以右手拉拽左手，重複30次。其次，同樣地以左手拉拽右手，重複30次。

效果

1. 在①、②的姿勢中，因爲平日不使用的手臂裡側的肌肉得以伸展，所以手臂之中最容易長贅肉的部位，即手臂內側的肌肉緊縮結實了。
2. ③、④、⑤的姿勢提高了手臂肌肉的代謝，對消除贅肉具有效果。
3. 在④的姿勢之中，使關節柔軟，創造美麗的手肘。

注意事項

採取此一姿勢之間，持續地將意識朝向手臂，然後，一邊想像纖細、柔軟的手臂，一邊實行。

2 腳部打開腰部的寬度，保持彎曲雙膝的姿勢，將①的姿勢左右各實行30次。

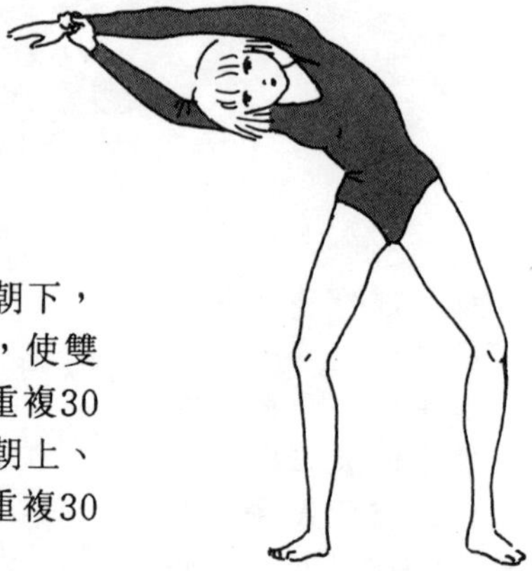

3 將右手朝上、左手朝下，斜斜地打開雙手臂，使雙手臂在正面交叉，重複30次。其次，將左手朝上、右手朝下，同樣地重複30次。

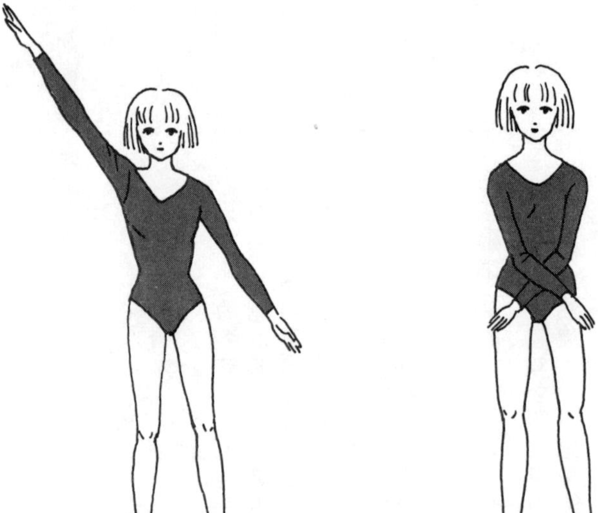

4　彎曲右手臂的手肘，一邊以左手按壓右手肘，一邊彎曲、伸展右手，重複30次。其次，一邊以右手按壓在手肘，一邊同樣地彎曲、伸展左手，重複30次。

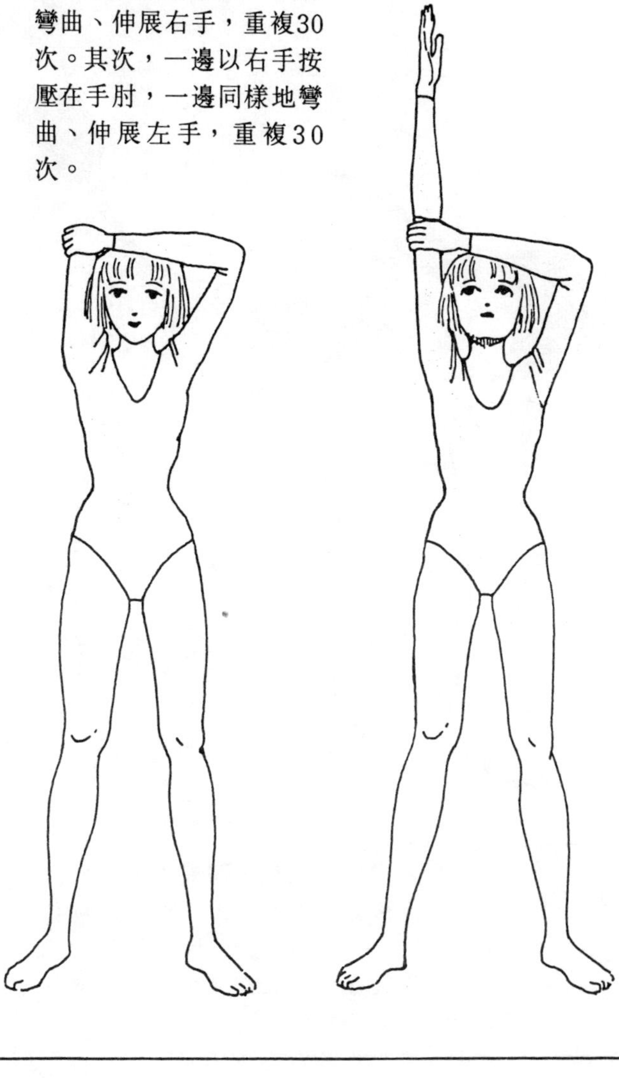

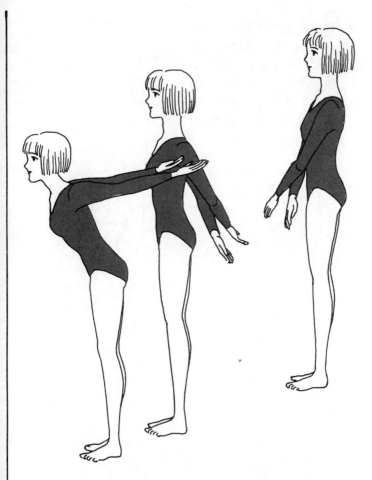

5 將上半身稍微向前方傾倒，將雙手的手掌朝向天花板，往後方伸展，往天花板的方向推壓，重複30次。其次，將上半身弄成挺直狀，使雙手在後方交叉30次。然後，使雙手在腹部前方交叉30次。

使胸部美麗的課程

豐滿的胸部是女性的憧憬，因爲其不僅外觀美麗，而且表示一個女性卵巢及子宮的發育狀態。由於胸部是藉由女性荷爾蒙的作用而發育，因此，胸部豐滿也是女性荷爾蒙分泌活潑的證據。

尤其能關係著胸部發育的荷爾蒙，是腦下垂體荷爾蒙、女性荷爾蒙的卵巢荷爾蒙、黃體素荷爾蒙等三種。然而，荷爾蒙的分泌，無法藉由我們的意志力去促進。唯一使荷爾蒙的分泌變成可能的，是仰賴存在於個人潛在意識之中的睿智作用。因爲肉體的各器官、臉部及身體等等，是由存在於我們潛在意識之中的睿智所形成，所以若是由衷追求的願望，藉由位於心中的睿智引導，我們肉體的原子細胞甚至可能恢復完全的功能。

因此，希望擁有豐滿胸部的人，爲了使各自的腦下垂體及卵巢的功能活潑，促進腦下垂體荷爾蒙及女性荷爾蒙的分泌，應在冥想之中想像形象。

那麼，應如何去想像才好呢？由於腦下垂體是自大腦垂下的大豆大的器官，大致上位於眉間深處與頭部的中間。一邊想像在眉間深處、頭中間位置乒乓球大小的光亮閃耀著的太陽球體，一邊持續著亮光照著腦下垂體，閃閃發光的形象。

其次，想像卵巢（位於子宮的兩側器官）時，則一邊想像子宮附近一顆乒乓球大小的光亮閃耀著的太陽球體，一邊持續亮光自子宮照著卵巢的形象。

●想像光亮閃耀著的球體，提高功能

那麼，想像如此的球體爲何能提高此一器官的功能呢？

正如第一章說明過的一樣，「人類的神經、組織、細胞，想像及現實並無法作出區別，當反覆著想像的動作時，會顯示出如想像般的生物體法則，根據這個法則，有可能提高想像的器官功能。

因此，藉由將太陽球體的形象描繪成腦下垂體及卵巢，可以將亮光的能量（充滿於宇宙的氣）聚集於這些器官，而利用此一能量，可以使細胞活性化。

即使觀察大自然的形成，也能明瞭，沒有任何一種動植物不承受太陽的恩惠而生存。草、木、花、蔬菜、稻米及其他所有的植物，都是憑藉太陽的光及熱而生長、開花、結果。無論有多少水分及肥料，當無法直接承受太陽的光及熱，或間接地承受太陽的光及熱時，便無法生育。

況且，我們人類及動物憑藉攝取自承受了太陽的光及熱而維持生物體。

如上所述，太陽光之中充滿著使生命生存源流的能量（也稱爲氣）。再者，在此一能量之中，具有恢復細胞原本完整功能的作用。因此，我們藉由在希望促進細胞活性化的部位，持續描繪太陽的形象，細胞實際地活性化，便可能恢復本來的功能。

不過，由於一旦促進這種荷爾蒙分泌的冥想無法獲得潛在意識的協助，便無法巧妙地完成，因此，首先實行「滿月冥想」（方法參照一五一頁），在使心中充滿輕鬆及平安之後，請實行此一冥想。

其次，就不仰賴荷爾蒙的分泌，使胸部變得豐滿的方法加以說明。

由於胸部是呈放在位於大胸肌上的形狀，因此，藉由以訓練大胸肌的方法使其發達，胸部會提高，看起來豐滿一些。只要以健美的鍛鍊身體方法訓練大胸肌，便可發現，即使是男性的胸部，仍有許多人像女性般豐滿而上挺。因此，利用實行使大胸肌發達的訓練，胸部的尺寸可以再豐滿三～五公分左右。

作爲此一訓練，有氧健身瑜伽（除了向日葵的姿勢之外），有躺在如鉗子般的細長椅

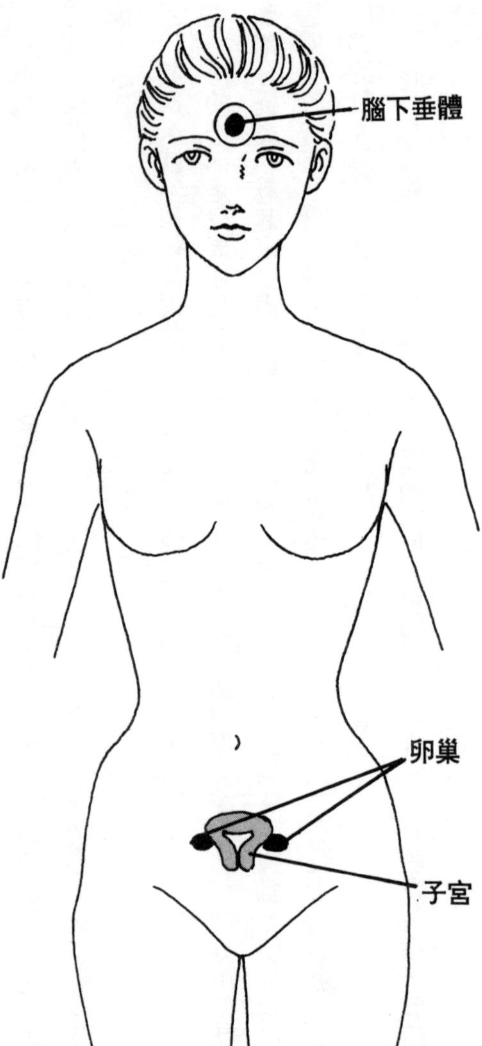

子上，雙手握著啞鈴，由外側向內側活動握著啞鈴的手的方法，也有反覆在胸前合併雙手的訓練法等等。

另外，藉由平日實行如側金盞花般地使胸部翹曲反彎，便有可能保持擴張胸部的姿勢，胸部的線條看起來很美麗。

「滿月冥想」的方法

① 冥想時的坐法，正坐、安定坐法、椅子坐法，其中任何一種都可以，以背骨挺直地伸展的姿勢坐下。

② 輕輕地閉下眼睛，從鼻子及嘴巴兩個方向吐氣。其次，從鼻子充分地吸氣，再以鼻子及嘴巴吐氣。此時，一直想像心靈的牽掛或迷亂的事物全部與呼氣一起呼出的情景。重複此一呼吸7～10次。

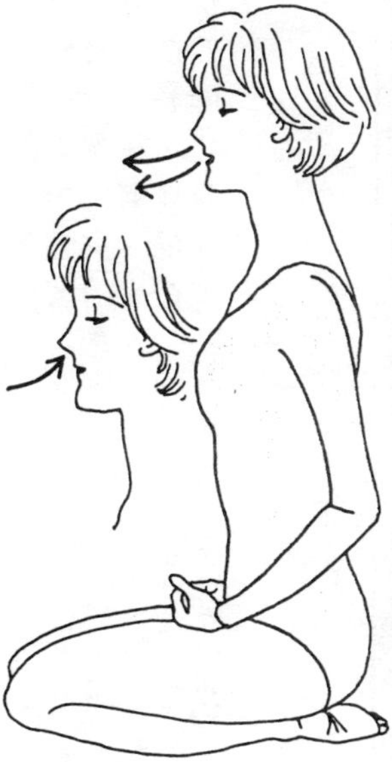

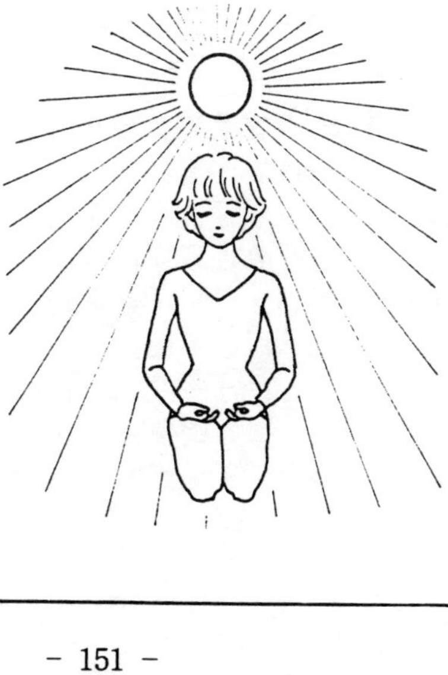

③ 接著，想著頭上有閃閃發光的太陽，想像太陽光的能量將流到我們的頭部、臉部、胸部、腹部、背部、雙臂、雙腳。然後，想像被太陽光的能量充滿全身的自己。

④ 另外，想著眉間有閃閃發光的滿月，使映像鮮明起來。然後，將此一滿月降落至胸部處爲止，在胸部附近儘量地繼續描繪著大大的、立體的、閃閃發光的滿月。

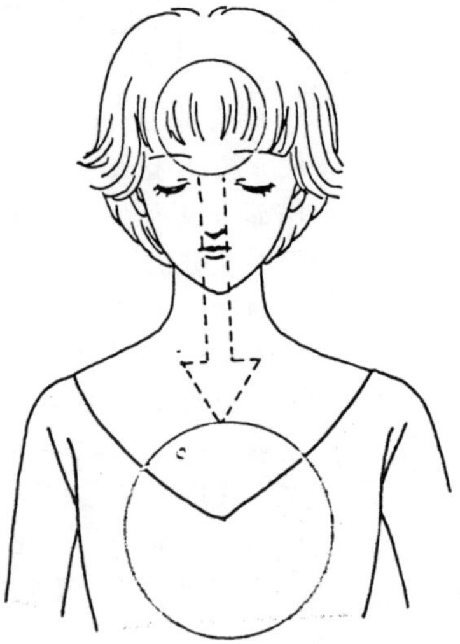

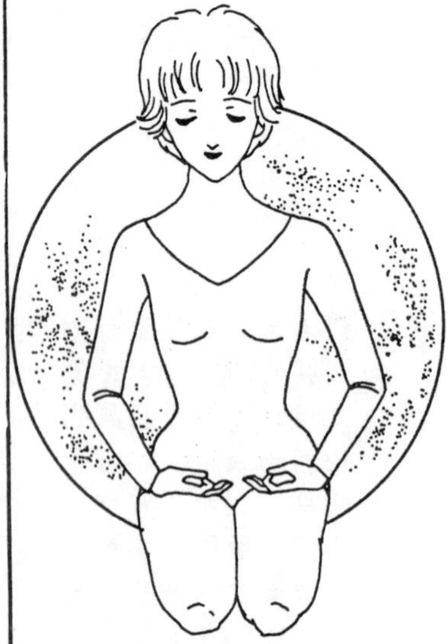

⑤ 一邊繼續確實地在心中描繪閃閃發光的滿月，一邊說：「現在我的心也宛如閃耀的滿月一般，燦爛光亮。而且，圓圓的、大大的、豐盈極了。」如此慢慢地在心中連續反覆說上7~10次。

側金盞花的姿勢

方法

1 從正坐的姿勢，將臀部放入腳與腳之間，將指尖朝向臀部的方法，雙手貼近地板。

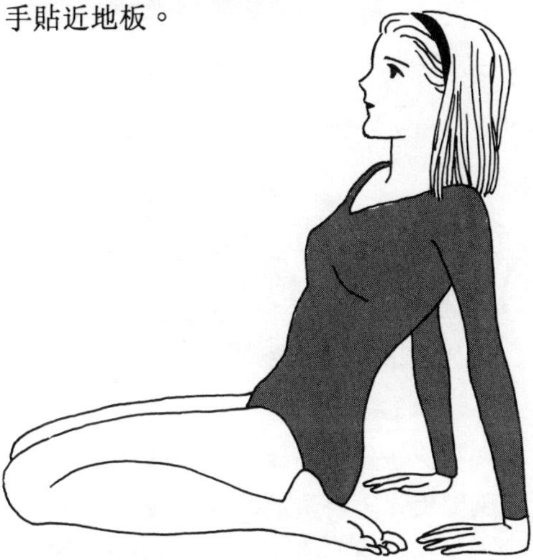

效果

1. 擴大胸部，對促進大胸肌的發達具有效果。
2. 消除背部及頸部的僵硬痠痛，背部肌肉變得輕鬆暢快。
3. 頭部、頸部、臉部的血液循環變佳，變成漂亮的眼睛、光滑潤澤的肌膚。

注意事項

1. 大腿僵硬，坐下來的臀部無法貼近地板的人，只要能稍微打開膝蓋而坐下，就很容易貼近地板了。
2. 身體僵硬，無法做完完整姿勢的人，請不要抬起臀部，從頸部至胸部抬起即可，直到抬得起的程度爲止，一直實行者。

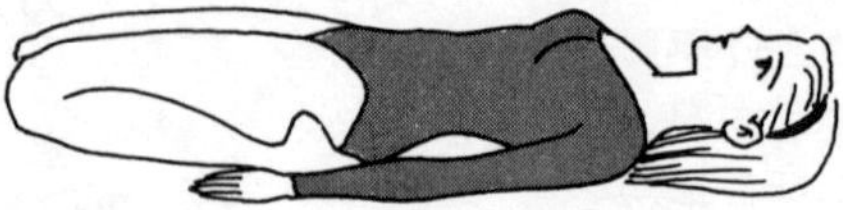

2　一邊以①的姿勢吸氣、吐氣，一邊戳頂手肘，仰躺下來。

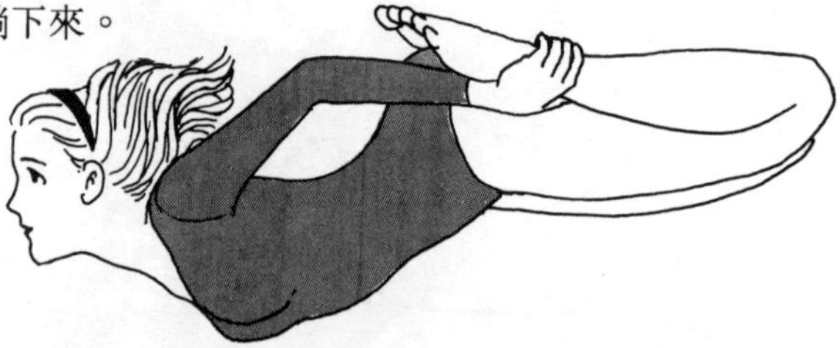

3　一邊以②的姿勢吸氣、呼氣，一邊使用手肘的力量讓胸部反彎，將頭頂貼近地板。在此一姿勢之中，呼吸自然地進行，暫時保持著姿勢。

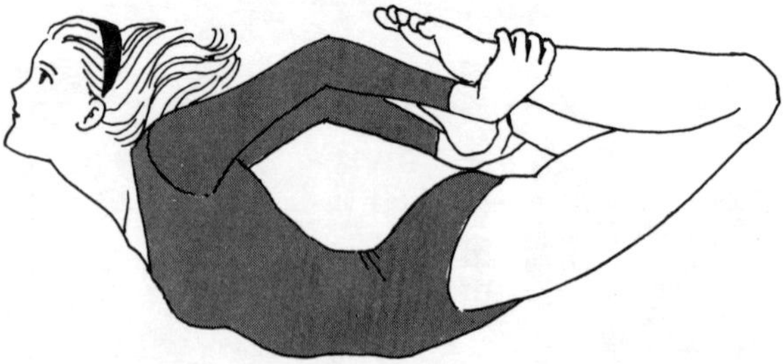

4　③的姿勢只有能不勉强做完的人才能做。接著，就來從③的姿勢開始，一邊吐氣，一邊一直抬起腰部，將上半身反彎成弓般，以頭頂支撐上半身，暫時保持此一姿勢。此時，呼吸應自然地進行。

向日葵的姿勢

方法

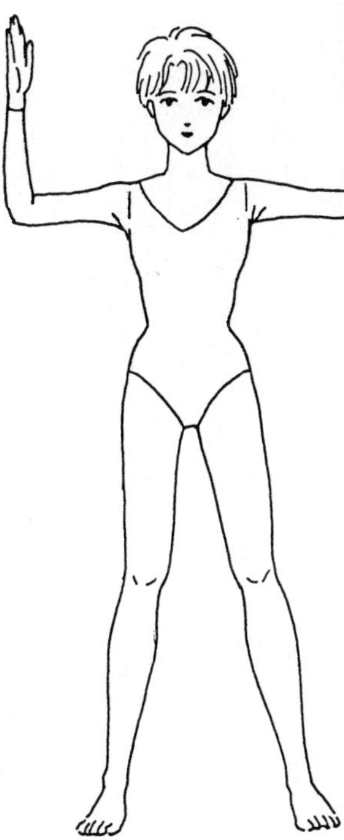

1　將腳打開腰的寬度而站立，將雙臂彎曲成直角，向兩旁打開，其次，將彎曲成直角的雙臂的雙肘在臉前合併，再次向兩旁打開，重複進行30次。

效果

1. ①、②、③的姿勢使大胸肌發達。
2. ④、⑤的姿勢，提高大胸肌的彈性，更可强化手臂及腰部。

注意事項

採取此一姿勢的期間，將意識朝向大胸肌！

以女性的情形來説，一邊想像豐滿的胸部一邊實行；男性的話，一邊想像厚實的胸部一邊實行。

2 將雙肘在臉前合併，保持此一姿勢，上下擺動30次。

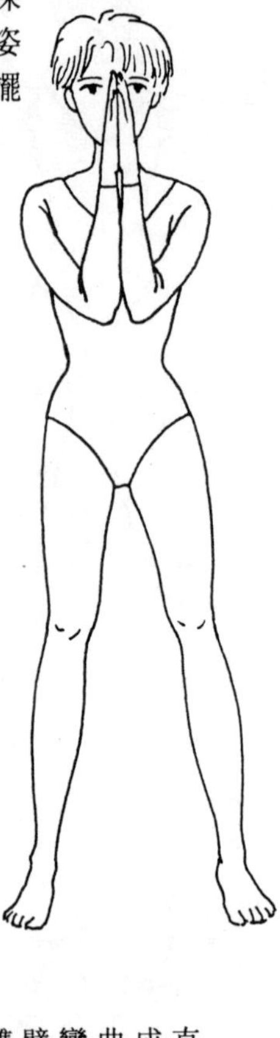

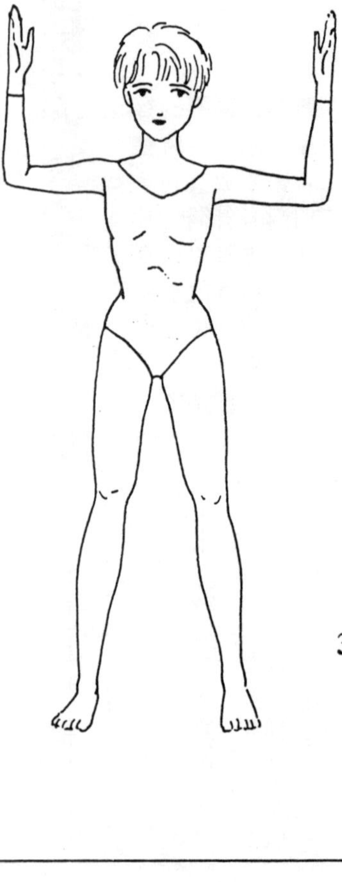

3 將雙臂彎曲成直角，向兩旁打開，保持此一姿勢，將胸部往前方突出，重複30次。

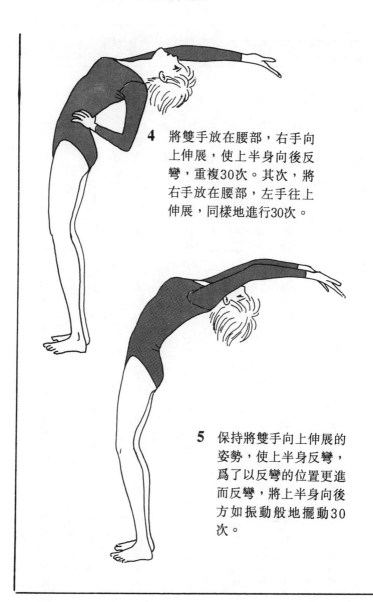

4　將雙手放在腰部，右手向上伸展，使上半身向後反彎，重複30次。其次，將右手放在腰部，左手往上伸展，同樣地進行30次。

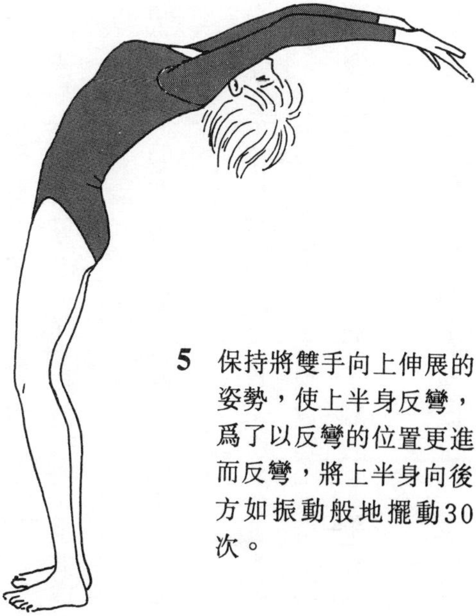

5　保持將雙手向上伸展的姿勢，使上半身反彎，爲了以反彎的位置更進而反彎，將上半身向後方如振動般地擺動30次。

矯正身體歪斜扭曲的課程

任何人都感到很美的身材比例，是針對什麼樣的人而言呢？這是針對身體的必要部位緊繃結實，肌肉穠纖合度，腰部、腹部收緊，進而背部線條挺直，身體的任何一處都没有歪斜扭曲狀態的人而言，這種體型的人，當然令人感到很美。也就是說，是對於能取得平衡的體型所感受到的美麗。

縱令努力於瘦身減肥，但若左右肩膀的高度不同、骨盤扭曲，也許便無法感到此人美麗了。

因此，對希望擁有美麗身材比例的人而言，矯正身體的歪斜扭曲，是一項絶對不可或缺的條件。

身體有歪斜扭曲之意，亦即表示背骨歪斜扭曲。況且，由於背骨歪斜扭曲的部位，不僅成爲眼睛、鼻子、耳朵的問題成因，也會形成頸部及背部的僵硬痠痛、胃腸及肝臟等部位的問題成因。進而，神經痛及手腳的麻痺也大大地關係著身體的歪斜扭曲。

如上所述，身體的歪斜扭曲，並不單單是美觀上的問題而已，同時也與身體各種不適的疾病有關。

●找出自己身體的歪斜扭曲

接著，列舉能簡單找出身體歪斜扭曲的方法。

首先，併攏雙腳，不對身體用力，以自然的姿勢站立著。

1.從正面觀察的方法

・從鼻子垂直下降的線條，直到肚臍爲止是否仍很挺直？

・從膝蓋垂直下降的線條，直到腳後跟爲止是否仍很挺直？

2.從後方正面觀察的方法

・左右的耳垂、肩膀的高度、腰骨的高度是否呈水平狀態？

1.

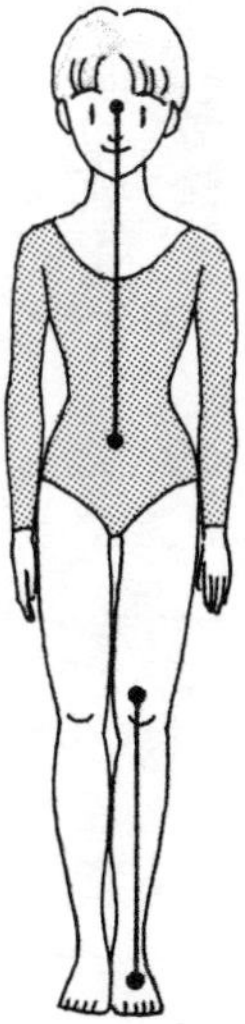

2.

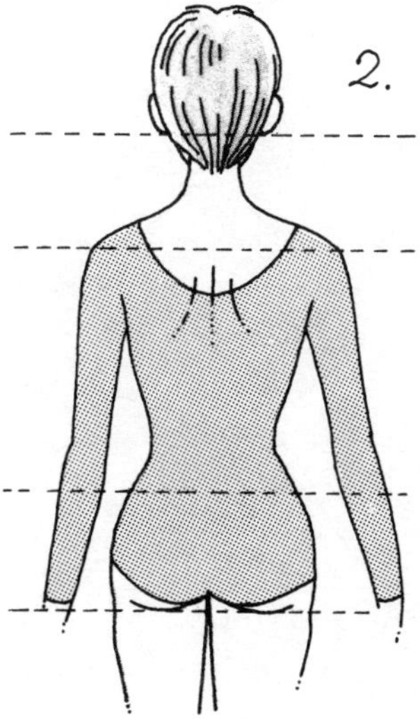

·左右臀部下方的線條高度是否相同？

3. 其次，放鬆力量仰臥下來，檢查身體的歪斜扭曲！

·胸部、肋骨的高度是否左右相同？

·腰骨的高度是否左右相同？

·併攏雙腳，伸展一下，試著用力伸展阿奚里腱看看，左右腳的長度是否相同？

·放鬆雙腳，試著將腳趾向左右打開看看，打開的角度是否左右相同？

3.

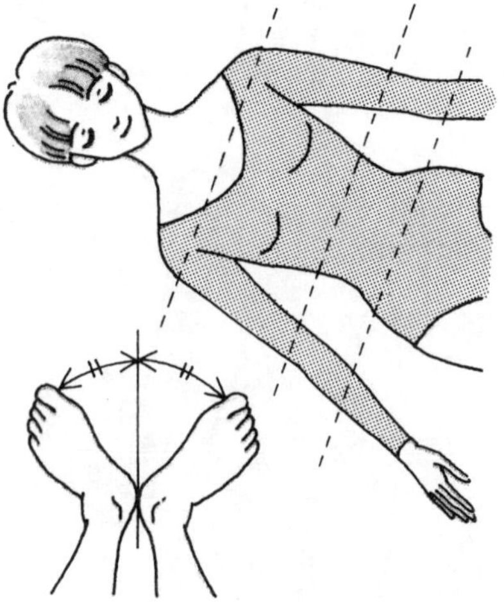

藉由以上的方法去檢查身體，便可瞭解哪一個部位有歪斜扭曲。

另外，有一種獨自一人簡單找出身體歪斜扭曲的方法。

這種方法，首先是在瑜伽姿勢之中，實行以左右對稱方式進行的姿勢，比方說，試著實行向左右扭轉旋繞的姿勢、向左右傾倒的姿勢、分別提高單腳的姿勢、交叉左右手的姿勢等等。

試著實行這些姿勢，如果左右能同樣地完成姿勢，那就沒有問題，但如果愈有容易做的一方及不易做的一方之差異，則表示歪斜扭曲愈是嚴重。

因此，只要多多練習不易做的那一方的姿勢，左右能同樣實行姿勢，就能矯正身體的歪斜扭曲。

●以正確的姿勢使肌肉柔軟，背骨挺直

本來，背骨應該是挺直的。然而，我們長期以歪斜扭曲的姿勢生活著，因工作的關係而光使用右手臂，將身體彎曲向某一方向的姿勢而進行的工作不勝其數，再者，以前傾的姿勢進行的工作也很多，採取勉强的使用方法的肌肉，或是一直不斷地被施加負荷的肌肉，當然會持續地變得僵硬、退縮。

結果，由於背骨被拉扯往退縮肌肉的方向而去，因此不斷地產生歪斜扭曲。

也就是說，由於背骨是藉由支撐它的肌肉力量而保持形狀，因此，如果藉由伸展退縮、僵硬的肌肉，而肌肉能變得柔軟，那就有可能使背骨恢復至原來的位置，保持正常。

爲此，在日常生活之中，應注意保持正確的姿勢。所謂正確的姿勢，是背骨直直地挺

立，上半身的力量成爲維持身體平衡的中心，迅速地落在丹田的狀態。

呈此一狀態時，由於連肩膀、心窩都不必用力，而且也沒有部份性地施加勉强負擔的部位，因此，身體形成全體肌肉完全互助合作的最理想狀態，即使是長時間坐著從事工作，也幾乎不感到疲勞。

再次，就正確的站立姿勢及坐的姿勢加以說明。

所謂站立的姿勢，是背骨直挺著，上半身的重量落在丹田，進而，此一重心在踏在地上時首先垂直地落下，腳部全體呈安定的狀態。此時，充分伸展阿奚里腱，用力於腳的第一趾裏側。

然後，對頸部、雙肩、手部不使上多餘的力量，腰部及下腹部以同一程度的力量保持平衡。那麼，坐在椅子上的正確姿勢是怎麼樣的呢？

首先，椅子應配合坐下來時膝蓋彎曲成最大限度的直角高度，雙腳緊密地貼近地板。然後，淺淺地坐在椅子上，臀部儘可能往後方挺坐著，將上半身直直地挺立伸直。

此時，放鬆肩膀、手臂、心窩的力量，所有的力量迅速落在下腹部、丹田，將重心放在丹田。接著，雙肘自然打開，將雙腳與地板呈垂直狀，自然垂下。

歪斜扭曲的姿勢，由於身體的重心不在丹田，因此，必須將力量使在身體的某一部位，以取得平衡。爲此，某個部位用力過度，失去勁頭，如虛脱一般。結果，肩膀、頸部用力過度而僵硬痠痛，心窩變得堅硬，使胃部變差，再者，也導致加諸腰部負擔、形成腰痛。尤其是穿著高跟鞋站立，體重便過度傾向前方，腰部不穩定，使骨盤產生歪斜扭曲。

呈丹田没有力氣之前傾姿勢的人，體重過度地傾向腳後跟。像這樣的人，連腰部也没有力氣，不斷地變成像膝蓋突出的老人那樣的體型。

另外，身體扭曲的人，由於體重未能均等加諸雙腳，體重經常放在某一隻腳上，因此，使膝蓋疼痛、腳部浮腫，就連只是短時間的站立也疲勞不堪。

如此歪斜扭曲的姿勢，由於成爲僵硬疼痛的原因，使骨盤失常、發生問題，引起背骨的異常毛病，因此，不僅形成各種疾病的原因，而且導致使人陷入慢性疲勞的情況。

有鑑於此，以正確的姿勢從事工作，並且過著日常生活，在保持健康，效率良好地從事工作，進而保持美好的身材比例上，都是重要的。

因此，若能實行矯正身體歪斜扭曲的姿勢，或許便可具體呈現均衡的美感。

恆星的姿勢

方法 其一

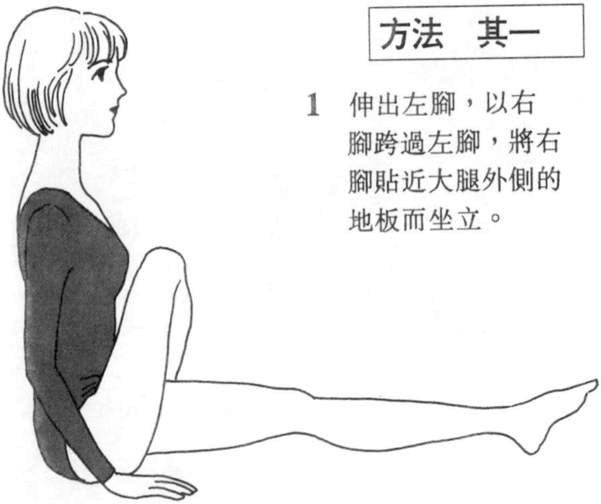

1 伸出左腳，以右腳跨過左腳，將右腳貼近大腿外側的地板而坐立。

效果

1. 藉由扭轉全體背骨，使背骨柔軟，矯正背骨的歪斜扭曲或身體的歪斜扭曲。尤其是，不易扭轉的方向藉由多加扭轉，身體的歪斜扭轉也得以矯正。
2. 脊椎的血液循環得以促進，從脊椎分出的神經功能順利地進行，自律神經能取得平衡。
3. 能預防腰痛、神經痛。
4. 呈現腰身緊縮作用。

注意事項

在實行此一姿勢的期間，將意識集中於背骨，一邊想像脊椎變得柔軟，背部線條直挺且均勻的身材比例，一邊實行。

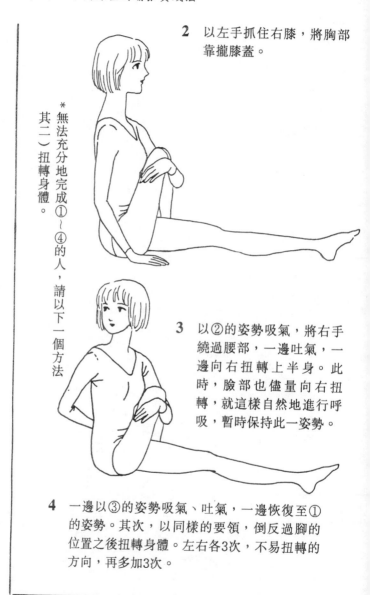

*無法充分地完成①~④的人，請以下一個方法其二）扭轉身體。

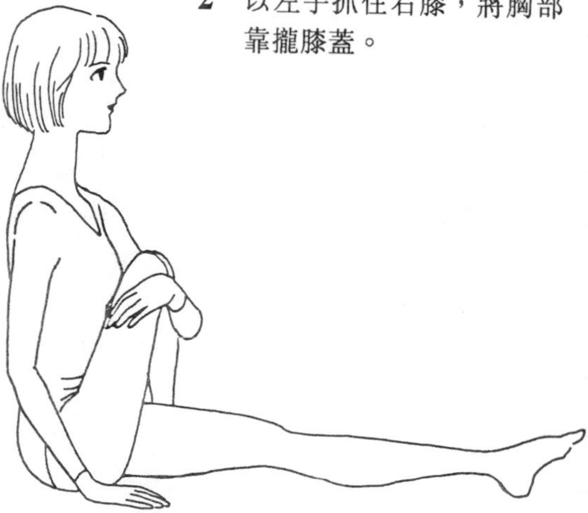

2　以左手抓住右膝，將胸部靠攏膝蓋。

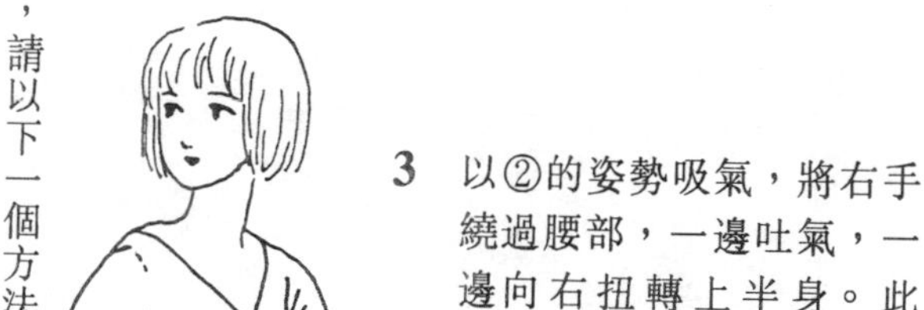

3　以②的姿勢吸氣，將右手繞過腰部，一邊吐氣，一邊向右扭轉上半身。此時，臉部也儘量向右扭轉，就這樣自然地進行呼吸，暫時保持此一姿勢。

4　一邊以③的姿勢吸氣、吐氣，一邊恢復至①的姿勢。其次，以同樣的要領，倒反過腳的位置之後扭轉身體。左右各3次，不易扭轉的方向，再多加3次。

方法　其二

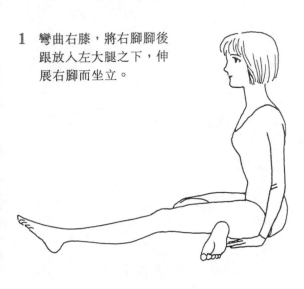

1　彎曲右膝，將右腳腳後跟放入左大腿之下，伸展右腳而坐立。

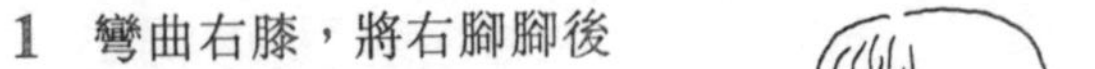

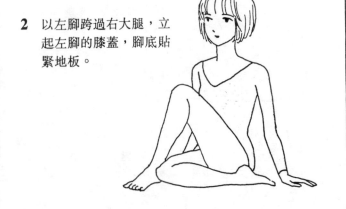

2　以左腳跨過右大腿，立起左腳的膝蓋，腳底貼緊地板。

3　將上半身稍微向左扭轉，以右手的手指抓住左腳的拇趾，伸展手臂。

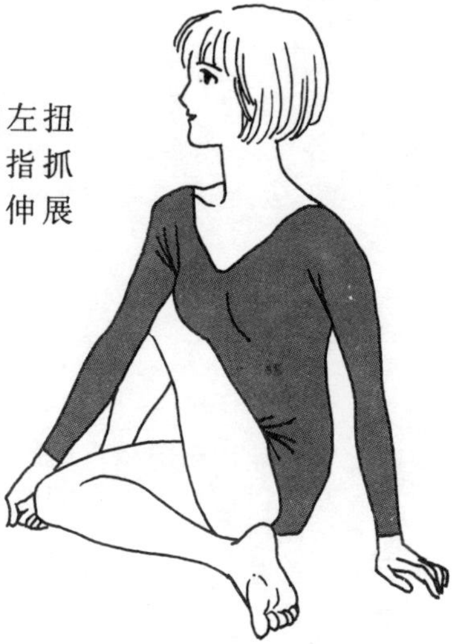

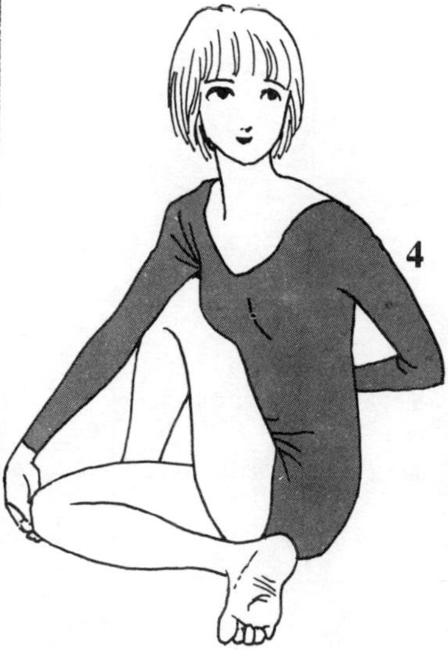

4　一邊以③的姿勢吸氣、吐氣，一邊將左手繞過腰部，將上半身一直緩緩向左扭轉。此時，臉部也儘量向左扭轉。以④的姿勢，自然地進行呼吸，保持此一姿勢10秒至20秒。其次，相反方向也同樣地做一遍。

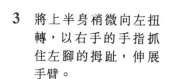

水仙的姿勢

方法

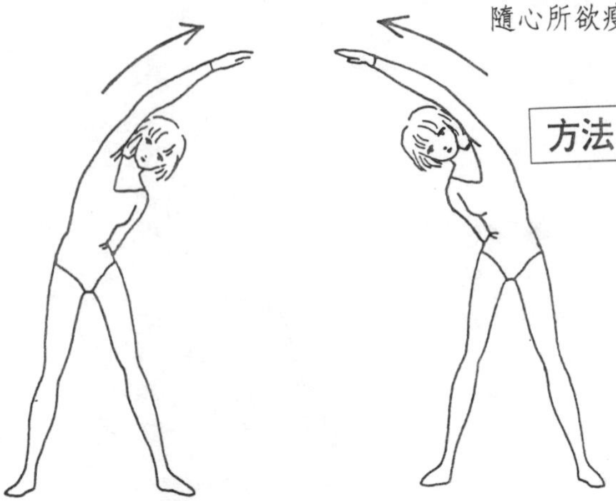

1　將雙腳打開比腰部稍寬而站立，將右手向上伸展，左手以往臀部下方伸展的姿勢，將上半身向左側傾倒，重複20次。其次，將左手朝上、右手朝下伸展出去，同樣地也向右側傾倒20次。

效果

1. 在①、②、③、④的姿勢中，因爲左右的側腹縮緺的肌肉得以伸展，所以以往由於縮緺的肌肉而被拉拽、歪斜扭曲的胸椎，可以恢復至本來正常的位置，背骨的歪斜扭曲也矯正了。
2. 在⑤的姿勢中，因爲從側腹、腰部至腰部肌肉都得以伸展，所以對矯正骨盤的歪斜扭曲也有效。

注意事項

1. 在①～④的姿勢中，應將身體向正側方傾倒，注意不要扭轉而實行動作。
2. 在⑤的姿勢中，身體僵硬的人，應不增加速度，稍微緩慢一點，不要加諸身體勉强的負擔而實行動作。

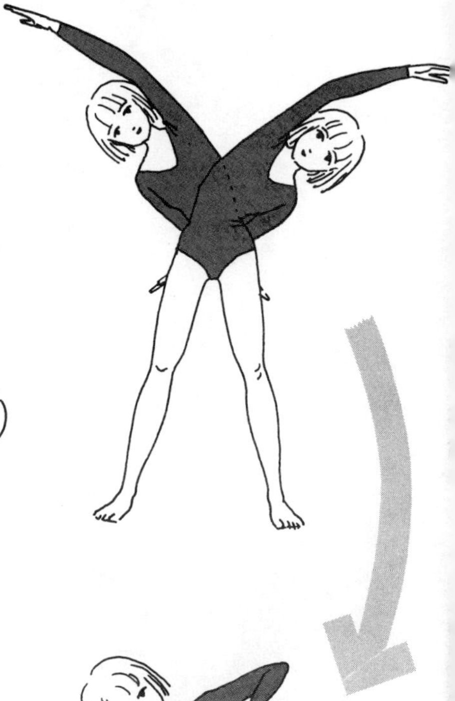

2　一邊將雙臂左右交互地抬起，一邊將側腹伸展一下，重複20次。

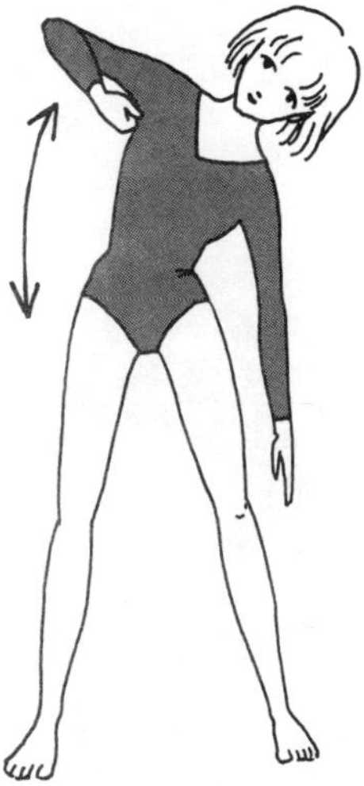

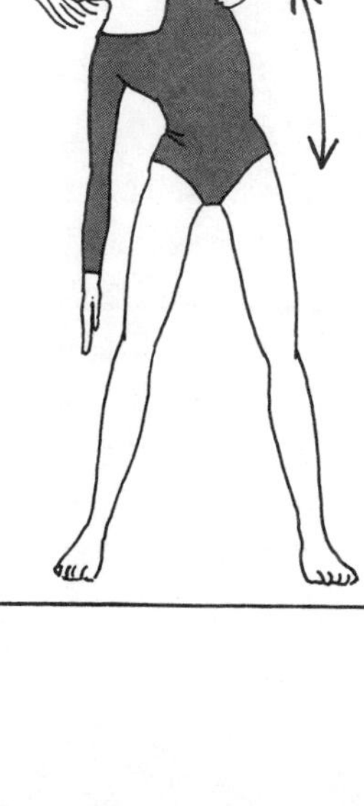

3　一邊將右手從腰部抬起至腋下爲止，一邊將右側腹伸展一下，重複20次。其次，同樣地向左側伸展20次。

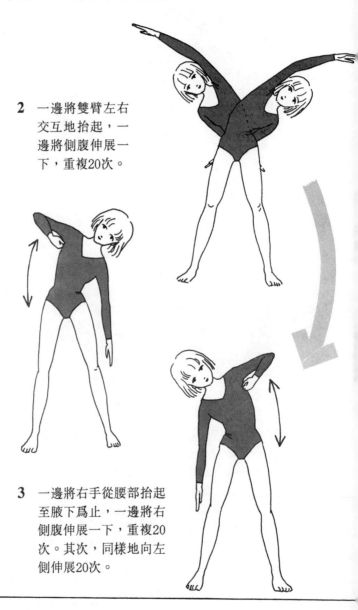

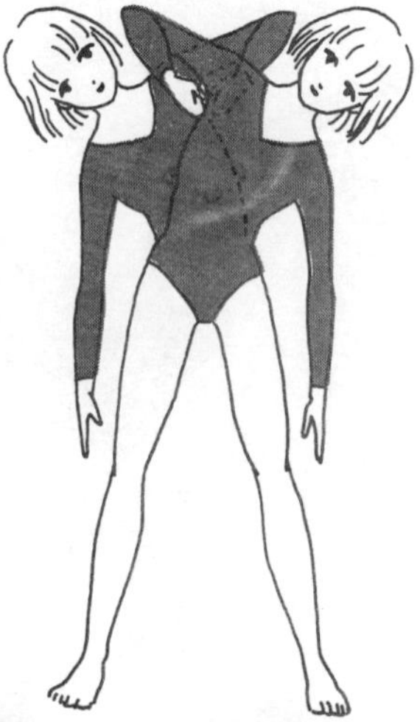

4 一邊將手從腰部抬高至腋爲止，一邊左右交互地伸展側腹20次。

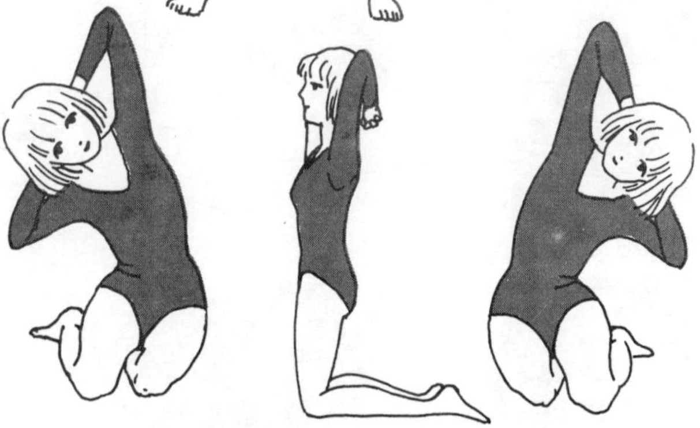

5 採取正坐的姿勢，將雙手在頸後交叉，保持膝蓋貼近地板的姿勢，伸展腰部。其次，一邊將臀部向右側突出而坐著，一邊將上半身向左側傾倒。接著，一邊將上半身恢復至正面的姿勢，一邊再度抬起腰部，然後，一邊將臀部向左側突出而坐著，一邊將上半身向右側傾倒。如此，左右交互地實行，一邊將上半身傾倒，一邊伸展側腹，重複20次。

糖尿病、高血壓的身體，藉由冥想呼吸生龍活虎起來

參加研究班時，我因糖尿病、高血壓、慢性濕疹及這些疾病所引起的藥物副作用而苦惱不已。牙齒只剩下三顆，骨骼上有洞，因此，只要身體的某一部位用力，肋骨就會折斷、裂開，毛病叢生，微血管也轉弱，很容易立刻就內出血，形成斑紋，且手部的皮膚像糯米紙（澱粉紙）般地薄弱，似乎要破裂一樣，外出時也得戴上手套。我每天小心翼翼地保護身體，過著很辛苦的日子。

在因鍛鍊精神面的目的而參加的研究班上，學會實行呼吸法之中，皮膚下開始增加脂肪，內出血的情形也變少了，身體開始產生變化。在五個月期間，每月都實行瑜伽術及呼吸法，超過十五年以上一直很固定的體重，竟掉了八公斤之多，令人很擔心，當在醫院接受檢查時，結果完全沒有異常，並被醫師告知體重與身高的均衡是最佳狀態，以前反而過於肥胖了，我自然也很欣喜於聽到這種結果。

以正確的呼吸法能變得健康起來，真是太美妙了。現在，類固醇值、血壓、糖值全都順利地降下了。在心中描繪著心靈安適輕鬆及保持均衡和諧的生活，珍惜今後的人生而生活者，是我最重要的一件事。

（料理店經營・男性・六十歲）

創造美麗素肌的課程

自古以來即有「一白遮百醜」這句話，但這個「一白」的意思，並不單是膚色白皙而已，而是指不施脂粉的素肌之美感而言。

即使容貌如何美好，模樣如何討好，當因肌膚粗糙、有雀斑、面皰，甚至有皮膚病等等，以致肌膚極端損傷時，此人原本的美麗便減半了。但相反地，即使容貌很普通，但肌膚很漂亮的人，看起來也會容光煥發，美麗動人。

那麼，爲什麼肌膚有光澤且美麗的人，看起來亮麗動人呢？因爲皮膚反映著我們的內臟或血液狀態等個人的生理狀態，無論是誰，當看見美麗的肌膚時，透過此一肌膚能感受到此人取得調和的健康美。相反地，肌膚一有問題，意味著此人的生理功能有某些不調和，透過此一肌膚，而感受到不調和的感覺。

另外，一般人都認爲：「肌膚表現一個人的年齡。」因此，肌膚能永遠保持美麗，也成爲肉體年齡很年輕的證明。值得慶幸的是，肌膚也是我們的容貌及身高等外表中，唯一能憑自己的努力而變得美麗的器官。

因此，如果對自己的容貌有自卑情結的人，請試著創造不輸於任何人的美麗肌膚。如此一來，或許便可很快地從自卑情結中解放出來。

根據統計，雖然許多女性，似乎對自己的容貌具有某些自卑情結的煩惱，但是，並無對現在被賦予的肉體優點感恩之人，由於牽掛著鼻子太低或身高太矮的既有事實，因此，形成心中的煩惱。

然而，希望真正變得美麗的人，如果能認真追求此一目標，那就可以變得比現在更美。用什麼方法呢？其中之一便是創造美麗的肌膚。

我們的肌膚以約二十八日爲一周期，每天再生，若是皮膚代謝迅速的人，則二十八天後便可再生，就連最緩慢的人，也是約三十五天後就改變爲新的肌膚。因此，即使目前肌膚上有問題，只要能實行某些努力，找出妨礙肌膚代謝的原因，消除這些原因，美麗的肌膚就一定會復甦過來。

● 提高肌膚的代謝，保持美麗肌膚的健康美

其次，就妨礙肌膚代謝的原因及其消除法加以說明。

1. 感情與肌膚有著密切的關係，感情的紊亂（憤怒、憎恨、嫉妒等）使我們的微血

管收縮，使通往肌膚的血液循環變差。結果，形成過敏性皮膚炎、腫疱或肌膚粗糙的原因。因此，爲了創造美麗的肌膚，首先，是使心靈經常呈平安的狀態。再者，現在有煩惱或心中有牽掛的人，先決條件便是解決這些問題。由於一旦將煩惱或心中的牽掛置之不管，自律神經就會失去平衡，無法適當地發揮作用，因此，此一自律神經所司掌的內臟功能就會發生問題，肌膚的代謝也無法正常進行。

2. 頸部一旦僵硬痠痛，通往臉部的血液循環就會變差，無法將足夠的營養輸送給肌膚，肌膚的代謝變得遲鈍。如果能實行消除肩膀、頸部僵硬痠痛的姿勢，每天二次以上慢慢地旋轉頸部，那麼，通往臉部的血液循環就會

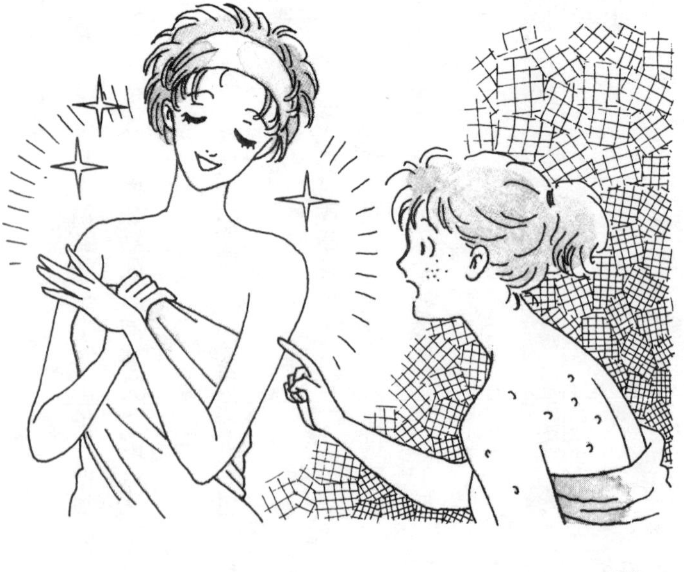

轉佳。再者，一旦實行木蘭的姿勢、倒立的姿勢等等，就會自動被促進通往臉部的血液循環，使其遍及微血管的各個角落，臉部的肌膚出現光澤。

3. 一旦發生便秘或下痢的現象，血液就會酸性化，新陳代謝的能力衰退下來，形成腫疱、面皰、肌膚粗糙的原因。再者，過敏性皮膚炎的人，有嚴重的腸問題，尤其是來自殘留於腸內無法排泄的宿便毒素，流入血液之中，這種毒素會在皮膚上引起搔癢，產生炎症。

爲了創造美麗的肌膚所必要的清潔血液（弱鹼性的血液）應隨時保持一定的份量，而爲了保持這種血液，應戒除甜食、速食品、加了添加物的食品，肉類則減量，以蔬菜類、小魚、海草等食品爲副食。主食則應攝取糙米、小麥、小米、稗子等雜糧。

4. 由於睡眠不足，毛孔會立即打開，使肌膚粗糙，因此應注意熟睡。肌膚在使自律神經鬆弛的神經副交感神經的功能很活潑時，代謝便可順利地進行。此一副交感神經的功能變得活潑，是在睡眠中、實行冥想時，以及心靈平安且充滿著喜悅時才有的情形。

5. 一旦穿著厚重衣物，就會妨礙肌膚的呼吸，使肌膚的代謝遲鈍。因此，平日就儘量養成穿著單薄衣物的習慣，就寢時不要穿著勒緊肌膚之類的衣物。

另外，一天之內赤裸一次，注意使全身直接地接觸空氣，大概也很不錯。因爲肌膚的重要功能之一是具有呼吸作用。如果經常穿著厚重的衣物、尼龍質料或化學纖維的衣物，妨礙肌膚的呼吸，由於肌膚爲了維持生物體非得在其環境之中呼吸，因此便打開毛孔。結果，肌膚的紋理變得粗糙起來。

6. 肌膚具有排泄作用，尤其是藉由排汗，不易從尿液排出而進入體內的藥物、添加物或放射性物質等，可以排泄出來。但是，若過著因運動不足而無法排汗的生活，便無法從肌膚排出體內的老廢物，以致無法保持正常的肌膚。因此，有必要一天排一次汗。

爲此，應實行有氧健身瑜伽或其他的運動，藉以排汗。如果無法做到這一點時，那麼請利用蒸氣浴（三溫暖）排汗。不過，有高血壓或心臟問題的人，並不適合蒸氣浴。

除了前述六項之外，還有一種冷熱交互浴。這是交互進行冷水澡及熱水澡的方法，但在不習慣之中，反覆數次洗熱水澡之後再洗冷水澡，最後從冷水中出來。

一旦實行冷熱交互浴，洗熱水時血管及肌膚的毛孔就會打開，而一洗冷水血管及毛孔就緊閉。爲此，肌膚的代謝變得活潑，體內的老廢物被排出肌膚，不僅變成具有彈性的美麗肌膚，而且連感冒也不易罹患。不禁風寒的人，即使以熱水溫暖身體之後，再以淋浴方式淋水，也具有效果。此外，爲了保持肌膚的美麗，請每天注意如下的事情：

1. 以良質的水洗臉，使肌膚經常地保持清潔。而且，洗臉後應以雙方拍打肌膚（用指尖輕輕地拍打臉部）。因爲拍打具有促進通往肌膚的血液循環，使肌膚恢復年輕的效果。

2. 化妝止於最小限度，在家中應多留一些不施脂粉的時間，使肌膚休息。再者，化妝品應使用不摻香料或藥品類、儘量使用天然且良質的東西。由於長期間使用加入石油系油分的化妝品？或者摻入强烈香料及强烈藥品的面霜類產品，常會長出雀斑。

木蘭的姿勢

效果

1. 腰部的肌肉得以伸展，變得柔軟。
2. 因爲腳部內側的肌肉得以伸展，腎經的經路（穴道所經過的地方）上有刺激經過，所以尿液的排泄情形變佳，對消除身體的浮腫具有效果。
3. 在④的姿勢中，因爲多量的血液流向臉部，所以可以促進通往臉部皮膚的血液循環，臉色轉佳，肌膚的代謝也趨於良好。

注意事項

1. 此一姿勢之間，注意不要彎曲膝蓋。
2. 無法以④的姿勢握住腳踝的人，以雙手握住腿肚或膝蓋，將臉往腿的方向靠近。

方法

1 併攏雙腳，挺直地站立著。

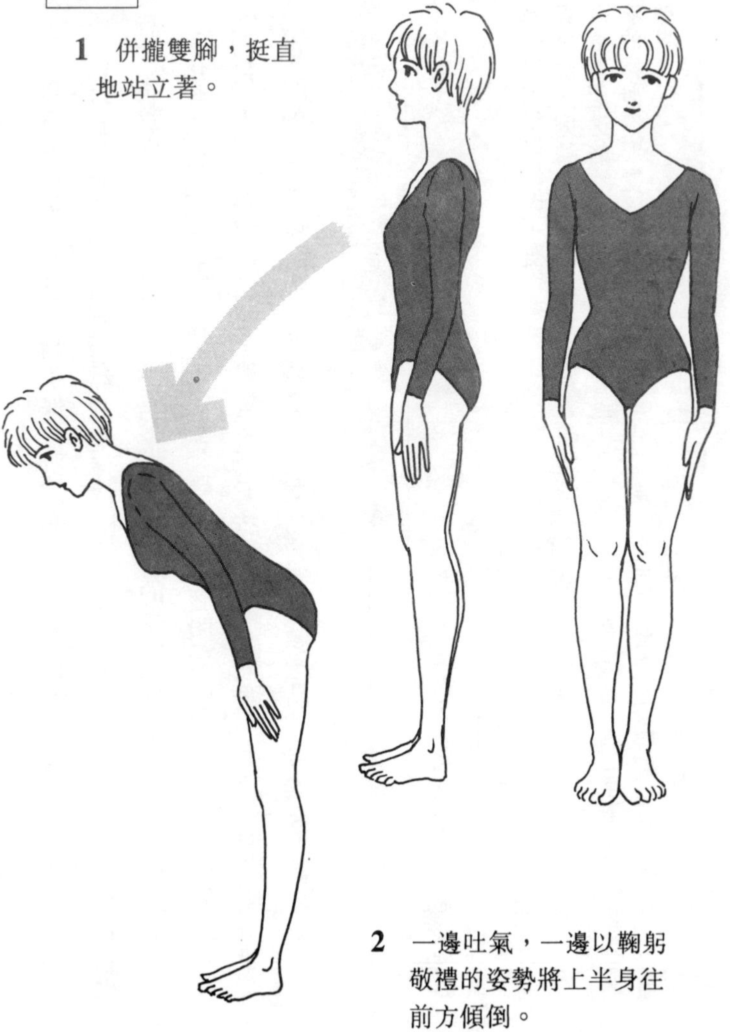

2 一邊吐氣，一邊以鞠躬敬禮的姿勢將上半身往前方傾倒。

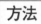

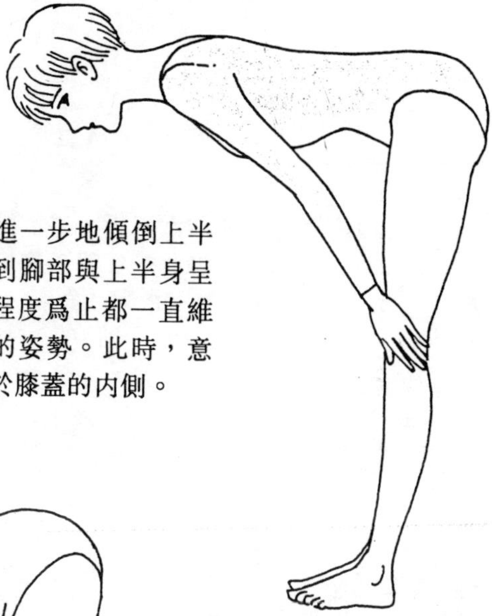

3　比②更進一步地傾倒上半身，直到腳部與上半身呈直角的程度爲止都一直維持原有的姿勢。此時，意識集中於膝蓋的內側。

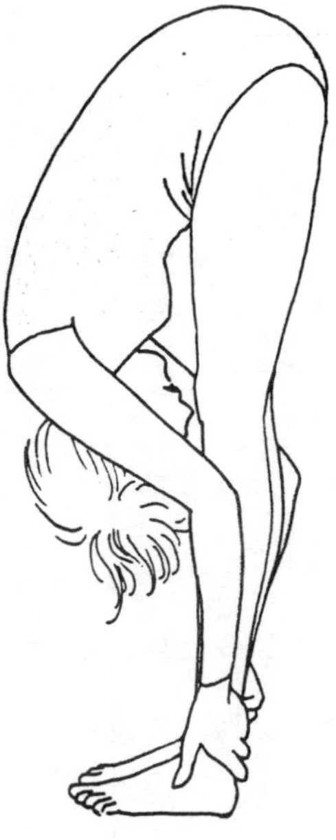

4　一邊吸氣、吐氣，一邊將手從膝蓋垂放，一直往腳踝，並傾倒上半身，臉部則貼近腳部。就這樣自然地進行呼吸，以此一位置，在可以忍受的程度上保持此一姿勢，若變得痛苦，則一邊吸氣一邊一直緩緩地仰起上半身，直到達到③的位置爲止都繼續維持原有的姿勢。然後，一邊又再吐氣、一邊從②的姿勢恢復至①的姿勢。實行④的姿勢之間，一直讓意識集中於頭部。

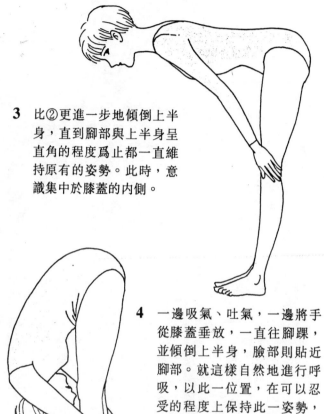

北斗七星的姿勢

方法

1 將雙腳膝貼近地板，將雙腳抬高至45度，以此一位置將雙腳交互地上下擺動30次。

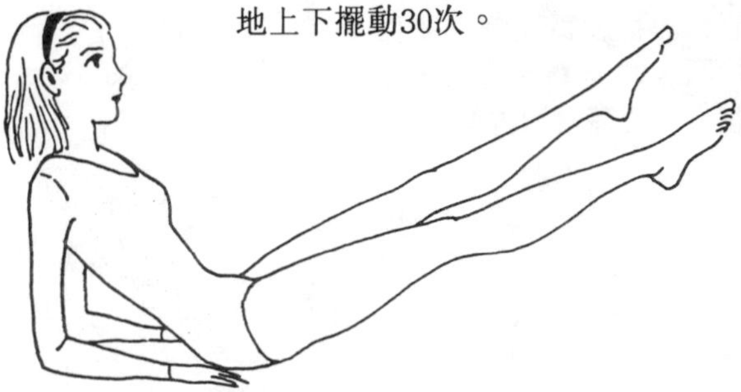

效果

1. 因爲腹部全體的腹肌力增加了，所以腹部的贅肉得以消除。
2. 胃及腸的功能提高了，便秘及下痢治癒了，胃腸也調整了，結果，對美化肌膚具有效果。

注意事項

1. 實行此一姿勢之間，一直持續將注意力集中於腹部。
2. 以雙肘及臀部牢牢地支撐著上半身，腳部不用力而實行。

2　從與①同樣的姿勢，將左腳抬高至45度的高度，保持此一姿勢，彎曲、伸展右腳，重複30次。
其次，一直保持將右腳同樣地抬高的姿勢，彎曲、伸展左腳，重複30次。

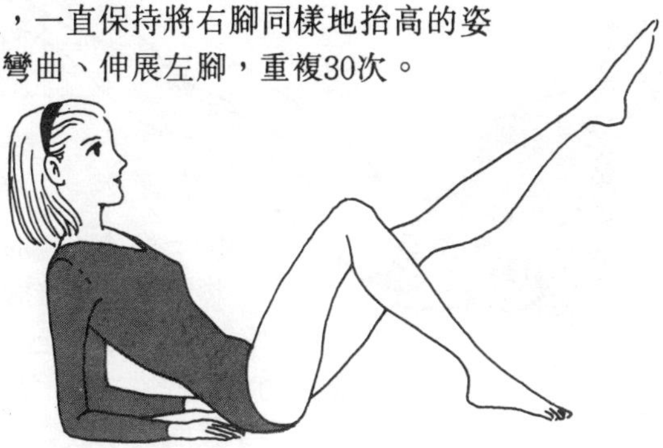

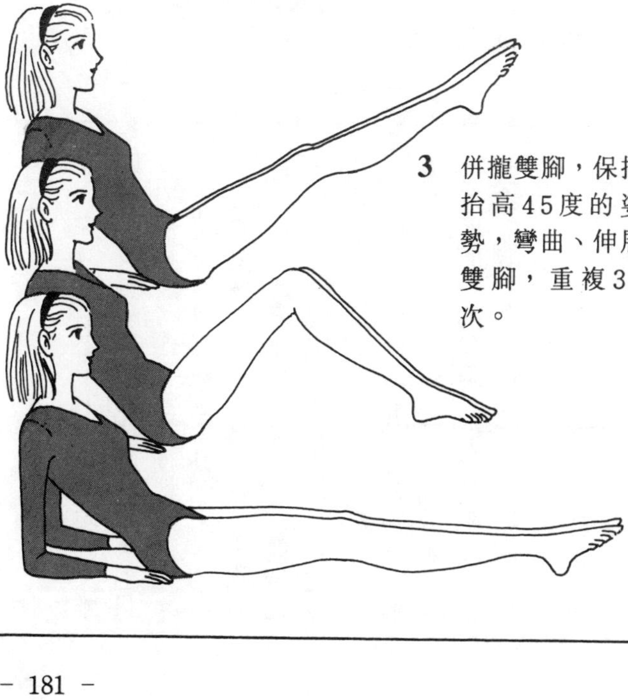

3　併攏雙腳，保持抬高45度的姿勢，彎曲、伸展雙腳，重複30次。

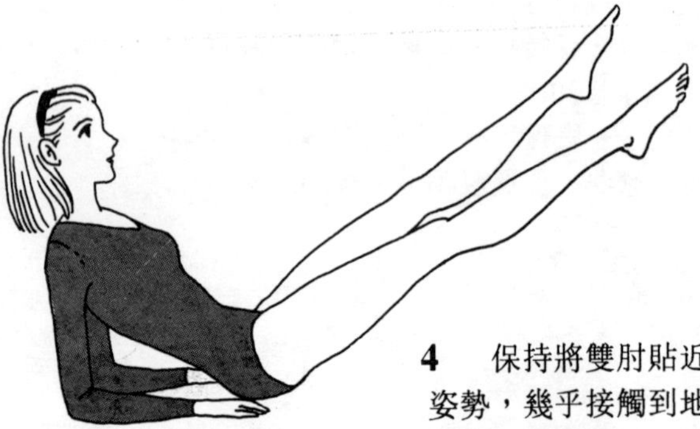

4　保持將雙肘貼近地板的姿勢，幾乎接觸到地板的位置至上方爲止，一邊將雙腳交叉10次，一邊一直抬高，其次，從上方至幾乎接觸到地板爲止，一邊同樣地交叉雙腳10次，一邊放下來。將此算作「一套」，同樣的動作重複實行5套。

十二指腸潰瘍治好了

持續做了二年半的冥想瑜伽，雖聽了自我實現冥想修法的課程，但只到這個程度，潛在意識便活躍起來，甚至連身體及意識也活動起來，不可思議的情景令人驚訝不已。對我而言，最大的變化是，長年所一向苦惱的十二指腸潰瘍及子宮肌瘤已不再令人擔心。

以瑜伽紓解身體的僵硬痠痛，肌肉及內臟輕快舒適多了，或許是因爲可以與原來的我對話的緣故吧？今後也將持續地實行呼吸法，打算使用想像的力量，使疾病完全痊癒。

（經營顧問·四十三歲）

使眼睛美麗的課程

我們見到初次碰面的人時，只要看一眼對方的眼睛，便幾乎可以憑直覺捕捉到對方是什麼樣的人。也就是說，我們從對方接收來的第一印象，多半是透過對方的眼睛去感覺。之後，便藉由談話、瞭解對方的想法，不斷地判斷對方是什麼樣的人。

然而，由於人類的心中有著本心及主張，而以自己的原則、主張去說話的情形也很多，因此，只要無法感受此人言語的內涵，便表示判斷錯誤的情形也不計其數。

但是，由於所謂的第一印象，任何人都可以憑直覺去捕捉，因此，蠻容易猜中。

在此一意義上，任何人都可以說通靈者，不是嗎？

縱令是伶牙俐齒、能言善道至何種程度，也不能僅僅以言辭就打動對方的心。

因此，希望對對方懷有好感，希望給予對方良好印象的人，如果能經常地使心靈豐富且處於輕鬆安適的狀態，那麼，即可成爲產生良好印象的源泉。

取得心靈與身體的和諧，使心窗光潔閃亮

常言道：「眼睛是心靈之窗」，事實上眼睛反映著一個人的心靈狀態。所謂的美麗眼睛，絕不是眼睛很大或有雙眼皮，而是給予對方溫暖、爽朗、勇氣等感覺的眼睛光輝。

我們之所以感受到佛像眼神的魅力，或出現在獲得許多人高度評價的繪畫及雕刻品中人物的眼睛魅力，是因爲作者將其對象人物的偉大及美好特質，藉由臉部的表情及眼睛表現出來。所謂的眼睛，即使說是表現出一個人所有人格的器官，也不爲過。我們心中的煩惱及糾葛，會立即呈現在眼睛上。原因是，心中的糾葛及煩惱使全身疲勞不堪，全身疲勞的四分之一出現在眼睛上，所以使眼睛的光輝及力量喪失，看起來呆滯無神。

因此，眼睛與內臟器官及血液的狀態也互有密切的關係，當內臟上有問題或貧血、血液循環不佳時，其狀態便表現在眼睛上，損及眼睛的美感。舉例而言，一旦肝臟及膽囊上有問題，眼白就會偏向於黃色，有如混濁一般。肝臟的問題則使眼睛充血，使眼臉浮腫，也成爲形成眼睛下方黑眼圈的原因。

因此，希望使眼睛美麗的人，若是內臟上有問題，必須先消除此一器官的問題，均衡

良好地攝取適合自己的食物，使血液循環良好。然後，心中有牽掛及煩惱的人，應消除這些障礙。

首先，實行冥想呼吸或滿月冥想（參照一五一頁），在能使內心平靜之後，從所有的角度去思考現在自己煩惱的原因。接著，有關消除其原因應如何做才好，直到能從潛在意識獲得答案爲止，如此一來，一定會找出解決的方法。因爲在我們內心深處的潛在意識有著睿智，這種睿智，對於個人的質問完全地瞭解答案。也就是說，關於我們因煩惱而痛苦時，應如何從痛苦中解放出來的問題，個人潛在意識中的睿智完全地瞭解。

因此，痛苦時不逃避問題，藉由追究其原因，無論是誰，對於怎麼辦才好的問題，都有可能從內心深處獲得靈感啓示，且從中找出答案來。所謂的煩惱，如果連解決方法都能找出，那麼，煩惱已不再是煩惱，心靈可以恢復輕鬆安適。

這樣，藉由調和心靈及身體，可以得到真正的眼睛美感。然後，在日常生活中儘量及早消除眼睛的疲勞，下工夫研究，使通往眼睛的血液循環經常保持良好，是很重要的。

再來說明一下爲了日常生活中任何人都能輕易完成，使眼睛健康並且保持美麗的方法。

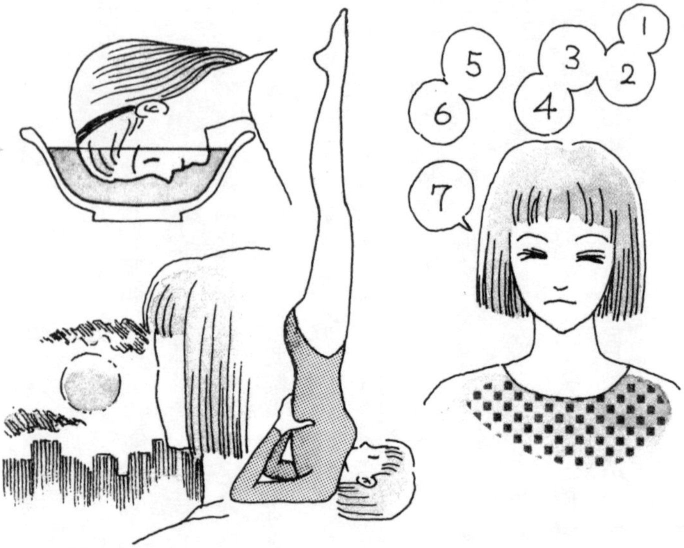

1.促進眼睛血液循環的最佳方法，是消除頸部的僵硬痠痛，矯正頸椎的歪斜扭曲。

原因是，由於第一、第三、第四、第五、第六頸椎尤其與眼睛有關，因此，一旦頸椎上有歪曲及壓迫，就會使通往眼睛的血液循環變差，形成眼睛問題。消除頸部僵硬痠痛的訓練方法，請參照一八八頁。

2.利用想像，使眼睛的肌肉鬆弛，其方法有冥想法及鬆弛法兩種，分別在一九一、一九二頁加以說明。

3.保持雙眼輕輕閉上的姿勢，慢慢地數一至七，數七之間休息一下，重複此一動作三次。之後，利用想像實施使眼部肌肉鬆弛的訓練。

4.眼睛充血時，與其使用眼藥，不如將清潔的冷水放入洗臉檯，在其中拍打使眼睛眨動而洗臉。冷水使眼睛的微血管收縮，充血便治癒。

5.現代人眼睛疲勞的最大原因，在於歷經長時間將焦點對準近距離的東西，而只是一味地過度使用眼部肌肉（斜肌）。因此，應一小時或二小時一次將焦點對準遠距離的東西，消除眼睛的緊張。藉由偶爾將焦點對準遠距離，使用爲了看見遠處的眼部肌肉（直肌），儘可能減少眼睛的疲勞，是很重要的。

6.希望使眼睛健康的人，或是因眼睛的炎症、近視、老花眼、亂視、斜視等問題而苦惱的人，應每天凝視朝陽或夕陽。因爲太陽光中具有使血液變佳的作用，輸入能量給細胞、促進細胞功能的作用。方法是，朝向朝陽的方向站立，大大地睜開眼睛，開始時由一分鐘至二分鐘，如果看習慣了太陽，那就慢慢地延長時間，直到能凝視五分鐘至十分鐘爲止。

眼睛虛弱的人，或是現在無法凝視光線眩目刺眼的太陽的人，從一直保持閉上眼睛的姿勢看著太陽的方向開始，不斷地訓練自己能直視太陽。由於白天的太陽對眼睛的刺激很強烈，因此，請絕對不要凝視。

7.爲了使眼睛的血液循環良好，促進荷爾蒙的分泌，使眼睛漂亮有神，若能每天實行一次水星的姿勢，便可提高腎臟的功能，消除眼睛下方的黑眼圈。

消除頸部僵硬痠痛的訓練

方法

①伸展頸部坐著，正面呼氣、吐氣，一邊將頸部向左傾倒。此時，邊想像頸部一直充分地伸展，邊實行。其次，一邊吐氣，一邊朝向正面，又再吐氣，接著是將頸部向右傾倒。不易做的一方做上3次，容易做的一方做上1次，左右兩方以同樣程度伸展，訓練頸部肌肉。

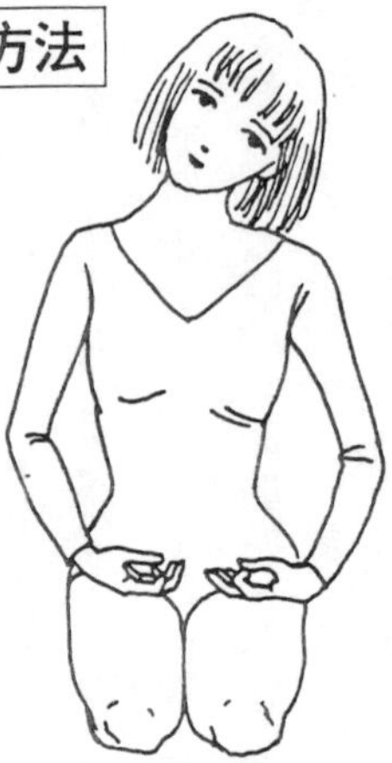

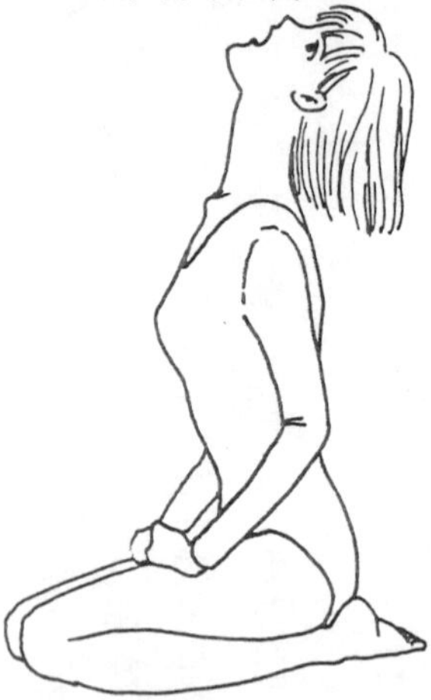

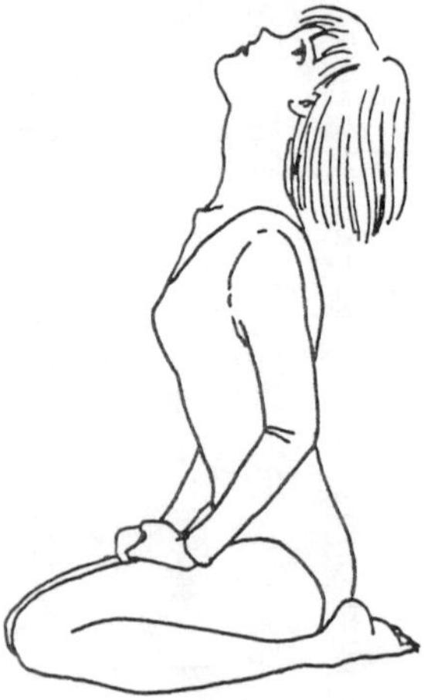

②在正面的位置吸氣、吐氣，一邊將頸部向後方反彎，充分伸展喉嚨。

③就這樣保持此一位置，只有嘴巴慢慢地張開、閉合，更進而伸展喉嚨。此時，呼吸應自然地進行。

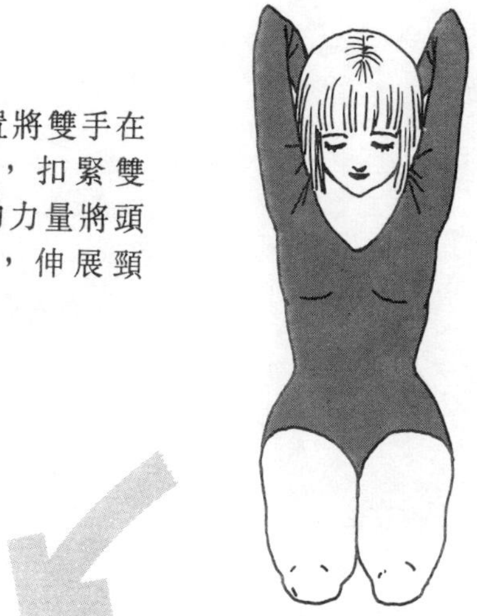

④在正面的位置將雙手在後頭部交叉，扣緊雙肘，利用手的力量將頭往前方傾倒，伸展頸椎。

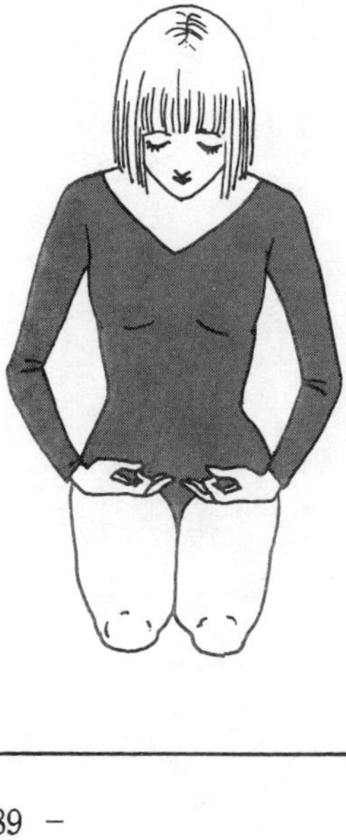

⑤正面吸氣、吐氣，一邊將頸部向前方傾倒，保持此一姿勢而呼吸，一邊扭轉頸部至⑥的位置，再進而向右扭轉，如果可以達到⑤的位置，那就一邊吸氣，一邊抬起臉。在扭轉的中途呼吸趨於痛苦時，便中止動作，一邊吸氣、吐氣，一邊再活動身體。像這樣向右轉3次，其次，同樣地左轉也做3次。

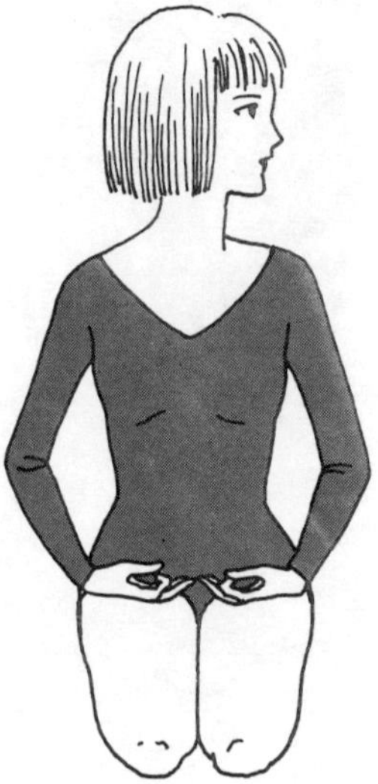

⑦正面吸氣、吐氣，一邊儘量將頸部向左扭轉。一邊吸氣，一邊恢復至正面的位置。重複5次扭轉頸部的動作之後，同樣的做法，向右扭轉5次。

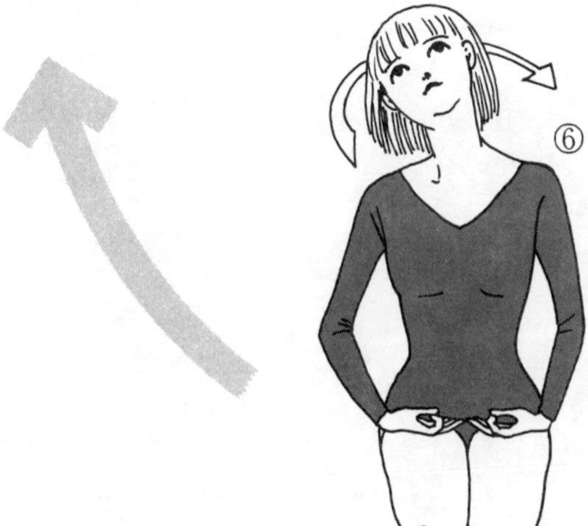

鬆弛眼睛的冥想

①　採取輕鬆安適的姿勢（參照92頁）

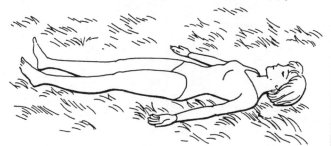

②自己想像感覺最輕鬆安適的情景，比方說，覺得自己躺在大草原之中，或者躺在白色的沙灘上等充滿舒適氣氛的地方，想像在感覺最輕鬆安適的情景之中，採取輕鬆安適姿勢的自己。然後，大大地吐三次氣，吐氣的同時感受全身的緊張得以消除，一邊呼吸。

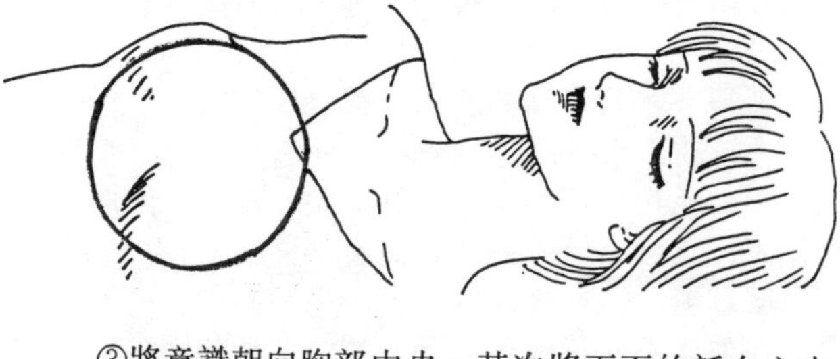

③將意識朝向胸部中央，其次將下面的話在心中慢慢地重複說上三次：「心靈舒暢安適及沈著鎮靜，非常爽快清明。整個身體自然地無拘無束起來，心靈非常平穩安定。」

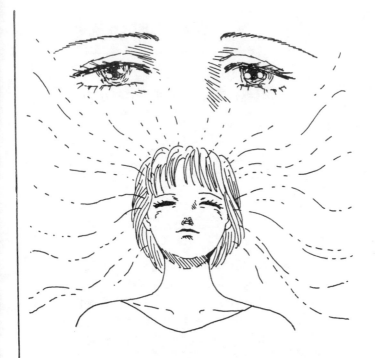

④將意識朝向整個眼睛，然後，將下面的話在心中慢慢說出：

「現在，我眼睛的肌肉、神經、細胞完全從緊張中解放出來。好舒爽暢快；好輕鬆舒適。眼睛四周的肌肉也舒暢起來，好爽快。眼睛的四周好清爽，真溫暖呀——，真溫暖呀——，非常清爽且暖和呀——。雙眼爽快且明亮。而且，我的眼睛宛如黑石一般地閃耀著，散放知性的光芒。而且，我經常看見擁有貼體之心的人，有著柔和、安詳的眼睛。」

鬆弛眼睛的方法

方法

將雙肘貼近椅前而坐下。雙手弄成杯子狀，覆蓋住眼睛。然後，想像眼睛突然地掉落手掌上的情景，暫時保持此一姿勢。三分鐘左右之後，想像眼球恢復至原來的地方，接著，慢慢地抬起臉，張開眼睛。像這樣，爲了讓眼球鬆弛下來，雖有必要放鬆眼睛肌肉，但眼球不可以像手或腳那樣地拉拽、伸縮。不過，藉由想像眼球掉落在手掌上，讓眼睛的肌肉或細胞鬆弛下來，可以使眼睛跟著鬆弛。

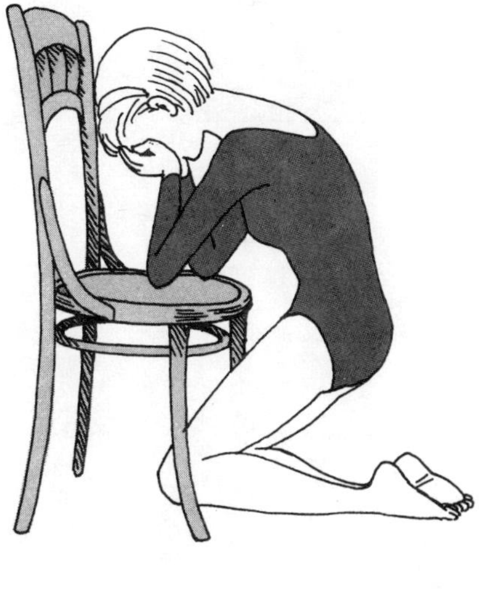

水星的姿勢

方法

1 仰躺下來，一邊吸氣、呼氣，一邊將雙腳從地板提高45度左右。

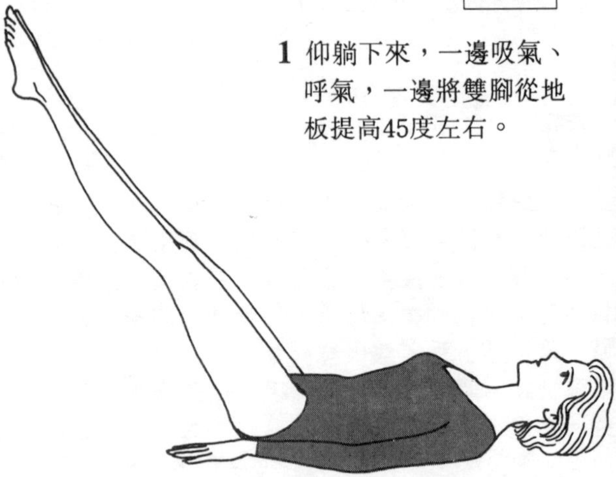

效果

1. 由於臉部降到比心臟更下面的位置，因此促進通向臉部的血液循環，眼睛的血液循環變佳。
2. 以甲狀腺的荷爾蒙爲首，所有荷爾蒙的分泌得以促進，給予眼睛潤澤。
3. 治癒內臟下垂，使胃腸的功能正常。
4. 由於使腳部的靜脈血液順暢，回到心臟，因此腳部的浮腫及冰冷得以消除。

注意事項

1. 無法做完整姿勢的人，請實行至②爲止。
2. 完成所有的姿勢，先將意識集中於喉嚨（甲狀腺），其次集中於眼睛，請一邊想像新鮮的血液不斷地流向眼睛的情景，一邊實行。

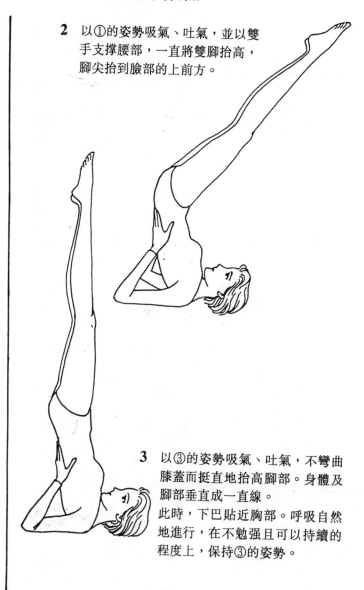

2　以①的姿勢吸氣、吐氣，並以雙手支撐腰部，一直將雙腳抬高，腳尖抬到臉部的上前方。

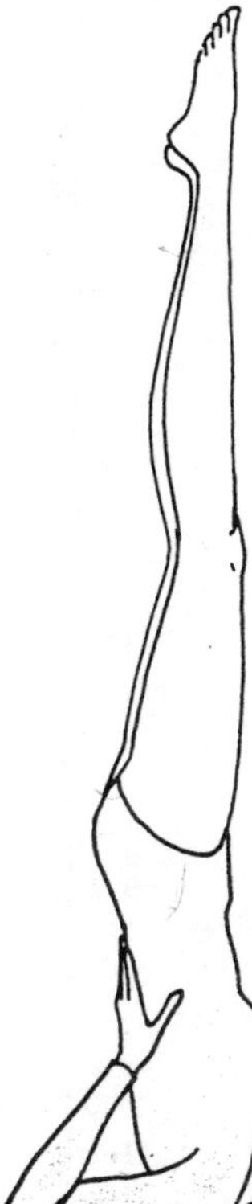

3　以③的姿勢吸氣、吐氣，不彎曲膝蓋而挺直地抬高腳部。身體及腳部垂直成一直線。
此時，下巴貼近胸部。呼吸自然地進行，在不勉強且可以持續的程度上，保持③的姿勢。

火星的姿勢

方法

1 將雙手在下巴交叉，將右腳儘可能地抬高，垂下地板，重複30次。其次，同樣的做法，將左腳上下擺動30次。

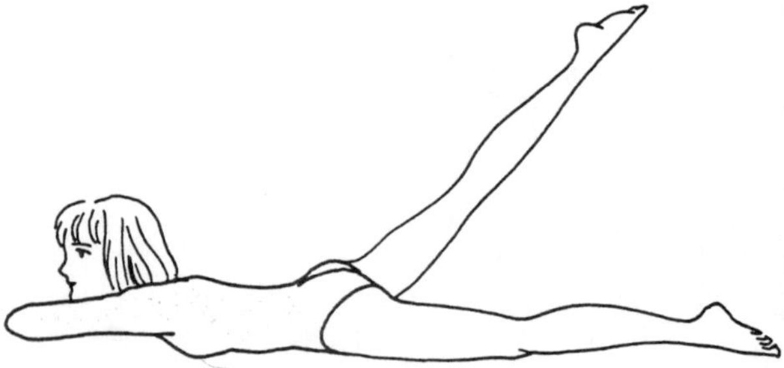

效果

1. 藉由抬高右腳的姿勢，強化右側的腎臟，而藉由抬高左腳的姿勢，則強化左側的腎臟。
2. 在④、⑤的姿勢中，除了強化腎臟外，也能強化背部肌肉。

注意事項

1. 抬高腳部時，注意不扭轉身體。
2. 在此一姿勢之間，將意識朝向腎臟，並想像腎臟的功能提高了。

2　從同樣的姿勢，將左右兩腳交互地抬高，重複30次。

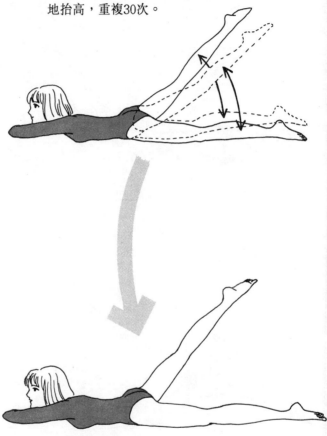

3　將右腳儘量抬高，以此一位置，將右腳上下擺動30次。再以同樣的做法，讓左腳上下擺動30次。

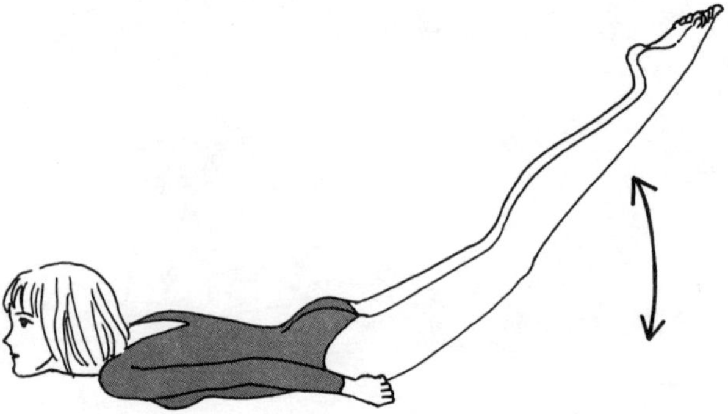

4 併攏雙腳，以下巴貼近地板而支撐住的俯臥姿勢，將兩手握拳，插入兩大腿的下方。然後，保持併攏雙腳的姿勢，儘可能抬起之後，垂下地板，重複30次。

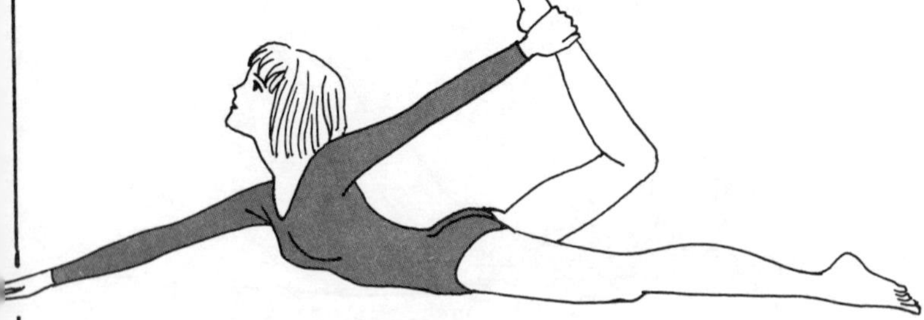

5 由俯臥的姿勢彎曲右腳，以左手握住右腳，將右手向前方伸展，一邊吐氣，一邊翹曲上半身；一邊吸氣，一邊恢復至原有的姿勢，重複30次。

成為魅力十足女性的課程

心中所想的事情成爲氣氛呈現出來

有魅力的女性，其共通點是指具有牽引人們心情的力量，可以使人隨著她喜悅或悲傷，帶給大家内心的輕鬆安適，具有使人感到美好氣氛的女性而言。

那麼，是什麼使她們具有如此的力量呢？

只要研究大多數人們感到魅力十足的女性，便可發現，那位女性所追求的美麗是給予人們好感的東西，再者，大多數人認爲對人生具有價值的目的，或是具有值得重視的目的，朝向這些目標而邁進的女性，幾乎都是魅力十足的。

如此的女性，由於滿足了心靈，因而擁有餘裕。這種餘裕形成輕鬆安適的波動，醞釀出一個人的氣氛，給予大家和諧感，牽引著人們的心靈。

也就是說，從被許多事物滿足的人身上，發出具有餘裕、輕鬆安適的波動；從感動於許多事物的人身上，發出喜悅的波動。另外，從經常對人生設定有價值的目標，朝著此一目標而邁進的人身上，則發出使人產生勇氣、充沛精力的波動。

而且，從經常地追求美感，注意想要將此一美感表現於言語及行動上的人身上，發出使人感到美麗的波動。

如上所述，藉由我們心中所想的事情而發出的波動，去營造個人的氣氛。

因爲「意念」是一種能量，一個人平日想得最强烈的事情形成能量的波動，可以發出至外界。而且，周遭的人們感受到這些波動，判斷此人是溫柔的人、快樂的人，或是恐怖的人？

我們的心靈，雖由一〇%的表面意識及九〇%的潛在意識所組成，但在此一潛在意識之中，充滿著親切、體貼、愛、輕鬆、安適、喜悅、和諧、美、睿智等任何人都會憧憬的積極性思想。

因爲，我們遇到這些表現積極思想的人時，便會感受到他的魅力。透過他感應位於自己潛在意識中的相同想法，感到一種「鄉愁」。

如上所述，因爲從經常以心靈及身體表現，存在於個人潛在意識中之美的人身上，美的能量源源不斷地散發出來，所以，大家也感受到如此的氣氛，自然地被那個人牽引過去，深受吸引。

因此，如果與令人感到魅力的人相遇，心想「希望我也能像那個人一樣」，那麼，因爲如此認爲的人，其潛在意識中也存有同樣的東西，所以只要能下工夫研究，將這種感覺、想法表現於意識上，必定可以成爲有魅力的人。

●魅力的重點，首先是瞭解自己美好的個性

那麼，應如何具體去做，才能成爲魅力十足的女性。

首先，思考自己理想中的女性形象，或是令人感到有魅力的女性是什麼樣的女性呢？如果可以做到這一點，那麼，即可將理想的女性形象置換爲自己的形象，想像自己變成理想中女性的模樣。

然後，一邊描繪魅力十足的女性形象，一邊與個人潛在意識之中的美，作精神上的溝通，在心中不斷地反覆著（其方法參照「花的冥想」）。

女性的「美」之中，具有各種各樣的個性。這一點，恰好被譬喻成花朵，每一種花都代表了一種個性。花雖有許多種類，但各自具有不同的美、獨特的美，並不能去評斷優劣。

舉例而言，霞草具清純之美，而玫瑰則具華麗之美。

這兩種花，哪一種比較美麗呢？任誰都無法回答。即使有了答案，這也只不過是個人的好惡問題而已。

同樣地，女性魅力重點的「美」，也是每個人各自不同。因此，爲了成爲魅力十足的女性，重要的是瞭解自己潛在意識之中個性的美好，肯定這些優點，使這些美好閃耀光輝。所謂的美好，有如紫丁香般的楚楚可憐之美，如霞草般的清純可人之美，如蘭花般的優雅高潔之美，如玫瑰及芍藥般的華麗炫目之美，如曇花般的神秘深沈之美，如百合般的高尚雅緻之美，如鬱金香般的活潑躍動之美，如櫻花般的柔和溫婉之美，如山茶及梅花般的樸實無華之美等等，形形色色，不一而足。

爲了成爲魅力十足的女性，並沒有必要去羨慕別人、模倣別人、與別人競爭。因爲，看到美麗的人便羨慕、嫉妬、吃醋、憤恨，是霞草妄想變成玫瑰，而忘卻了自己擁有的清純之美，自貶優點，其實自己並不是一無是處。

我們看到花朵之所以會感到輕鬆及美麗，是因爲每一種花全心全意且天真地表現出來的個性的美，我們感應到了心中的美。

自古以來，當女性被安置在一堆男性之中時，會用「護花使者」這句話，它的意思是，女性的特性之一，是具有使各自的美閃耀亮眼，給予周遭的人安適及和諧感覺的角色任務，不是嗎？

因此，若當每一個女性瞭解心中的美好，在生活中表現出個性豐富之美時，便有可能在家庭及職場上給予其所接觸的人們安適及和諧。如此一來，在生活之中表現出美好個性的女性，才可以說是真正魅力十足的女性吧！

在此，介紹爲了瞭解每個人美好個性的冥想法。

「花的冥想」方法

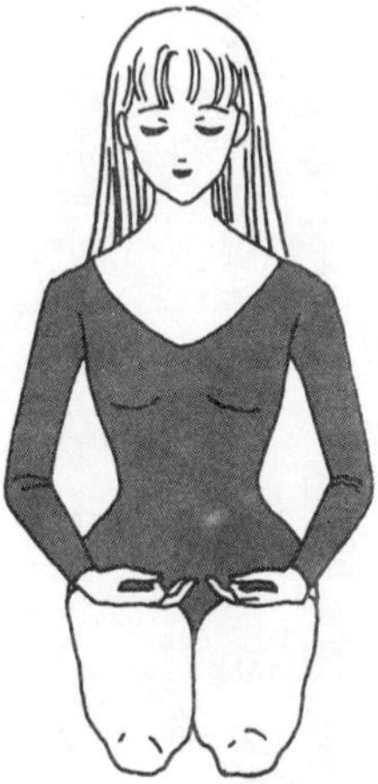

① 背骨挺直地伸展，以容易伸展的姿勢坐下。

② 輕輕地閉上眼睛，從鼻子及嘴巴兩方吐氣。其次，從鼻子充分地吸氣，並一直想像心中的牽掛及迷亂的感覺全部與吐出的氣一起吐出，一邊再次以鼻子及嘴巴吐氣。重複進行此一呼吸7次至10次。

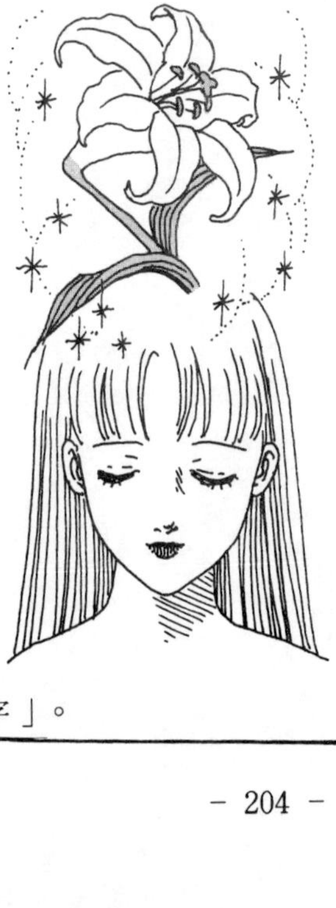

③ 其次，選擇一種自己最喜歡的花。然後，想一想喜歡這種花的理由。比方說，喜歡霞草的人，其理由若是因「清純」的感覺或覺得「優美」而喜歡，則此人的心中往往會表現出清秀的優美感，常在日常生活之中以心靈或行動表現那種美感時，周遭的人也會從此人感受到如霞草般的清純之美，感覺輕鬆安適。即使此時喜歡的理由有很多，也要在其中選擇一個特別喜歡的理由。此一理由，是引出個人美麗的魅力的「關鍵字」。

④　接著，想像太陽光，想像光芒從頭頂上到腳底散佈了全身。然後，想像我們的每一個細胞都被充滿著太陽能量的情景，再來，在胸部附近描繪閃耀的滿月。想像描繪滿月的光芒一直徐徐地擴大，整個身體被包裹著光芒能量的自己。

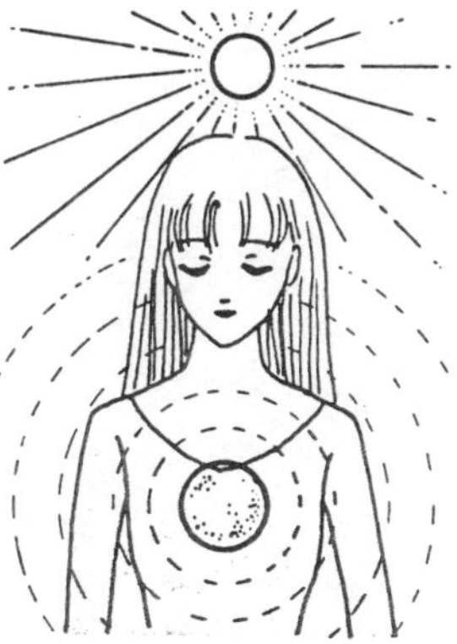

⑤　想像在擴大了光芒的球體之中，自己的身體不斷地熔化，與光芒成爲一體的情景，進而，一直將此一球體想像成直徑1公尺、2公尺、3公尺、4公尺等更大的球體。最後，現在自己所在的房間全都充滿了擴大的球體，然後，一直感受自己本身即是能量本身的情景。

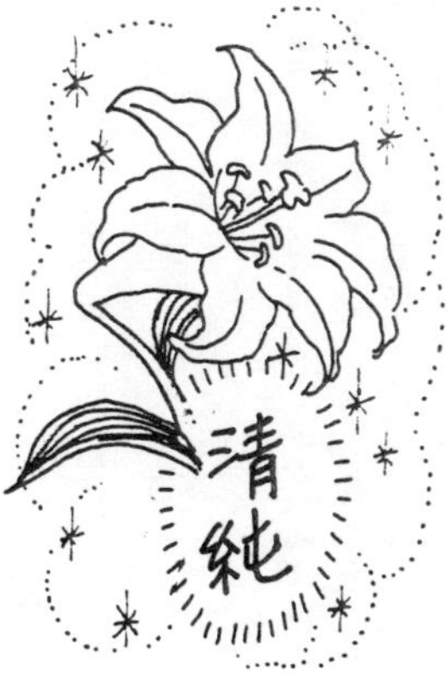

⑥　一旦處於如此的狀態，便想像女性的形象，作爲自己的理想。然後，再次以③的方法思考，若從自己最喜歡的花所接收形象的形容詞是「清純」，則一邊想像描繪理想的女性形象，一邊將「清純」這個辭句在心中反覆說著，一直從這個辭句去感受所接收到的形象，而自己本身完全成爲「清純之美」的本身。

木星的姿勢

方法

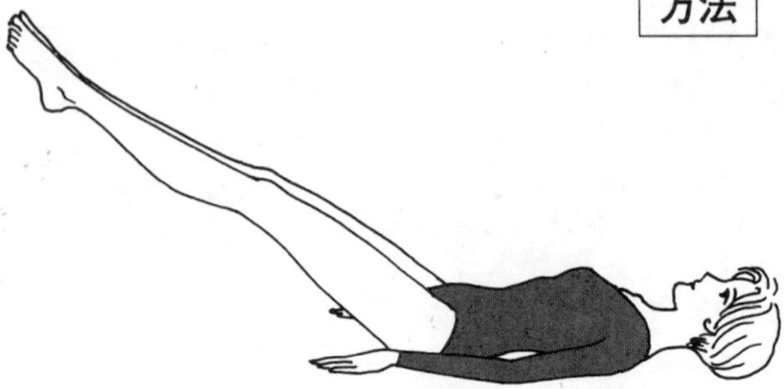

1 仰躺下來，一邊吸氣、吐氣，一邊將雙腳從地板抬高45度左右。

效果

1. 由於脊椎全體及椎骨間被伸展了，因此來自脊椎的神經裡流動著新鮮的血液，對恢復全身的疲勞很有效。
2. 頸部、背部及腰部全體的疲勞得以消除，逐漸可以熟睡，能縮短睡眠時間。
3. 肝臟聚集了多量血液的結果，提高了肝臟的功能，給予肌膚潤澤。

注意事項

1. 無法以③的姿勢將腳尖貼近地板的人，請絕對不要將雙手從腰部離開。
2. 感覺無法完成③的姿勢的人，請不要實行④的姿勢，只有游刃有餘的人士，才可以接著做。請將手在頸後交叉。
3. 在實行此一姿勢之間，首先是將意識集中於背部全體，最後則是集中於頸椎，一邊想像由背部至頸部整個都伸展起來，逐漸地變成柔軟身體的景象，一邊實行。

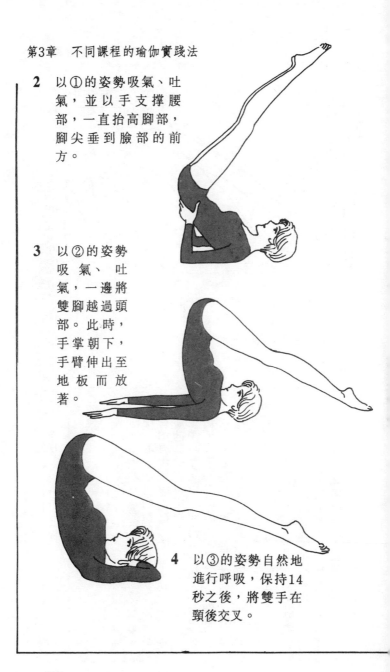

2　以①的姿勢吸氣、吐氣，並以手支撐腰部，一直抬高腳部，腳尖垂到臉部的前方。

3　以②的姿勢吸氣、吐氣，一邊將雙腳越過頭部。此時，手掌朝下，手臂伸出至地板而放著。

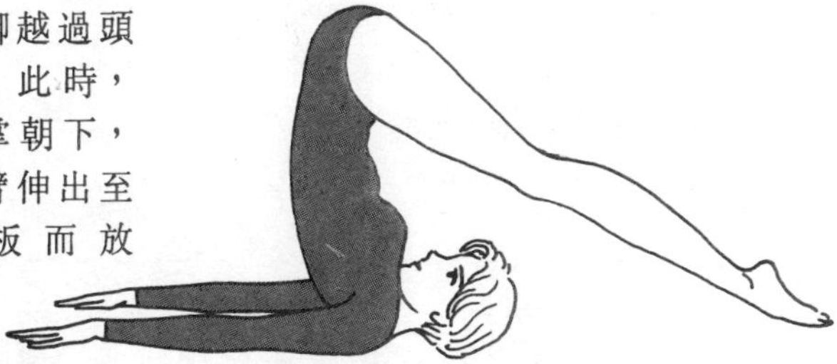

4　以③的姿勢自然地進行呼吸，保持14秒之後，將雙手在頸後交叉。

金星的姿勢

方法

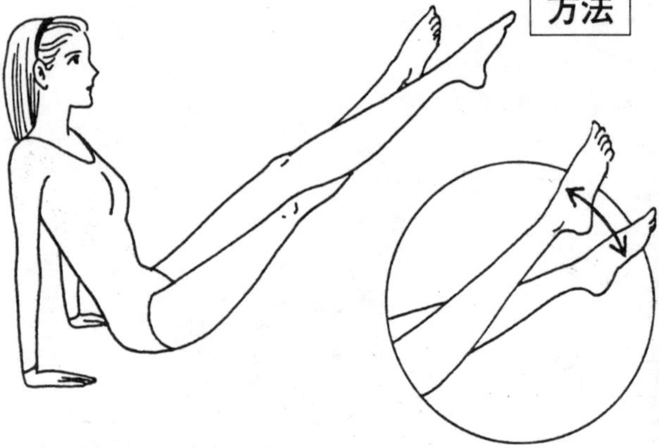

1　將雙手的手掌貼近地板，伸直手肘，將雙腳抬高45度，以此一位置使雙腳左右交叉30次。

效果

1. 在①的姿勢中，下腹部的腹肌力提高了，下腹部的贅肉消除了。②的姿勢中，心窩附近的腹肌力提高了，此一部份的贅肉得以消除，④的姿勢，腹部全體的贅肉得以消除。
2. 在③的姿勢中，腳部全體的肌力得以强化，收緊腳部的肌肉，使之更爲結實。
3. 在⑤的姿勢中，對培養身體的平衡感，以及創造均勻的身體，都具有效果。

注意事項

1. 沒有腹肌力，對①、②、④的姿勢感到很辛苦的人，請彎曲雙肘而實行。
2. 對③的姿勢感到辛苦的人，只要用雙手握住抬起那一側的腳來實行，就會輕鬆多了。

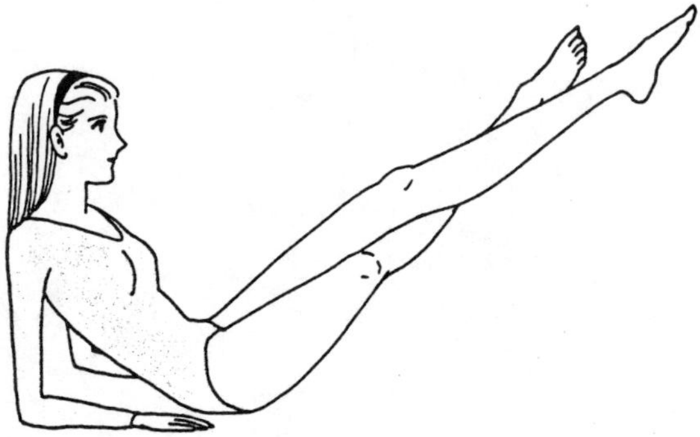

2　從①的姿勢只彎曲手肘，貼近地板，使雙腳同樣地交叉，重複30次。

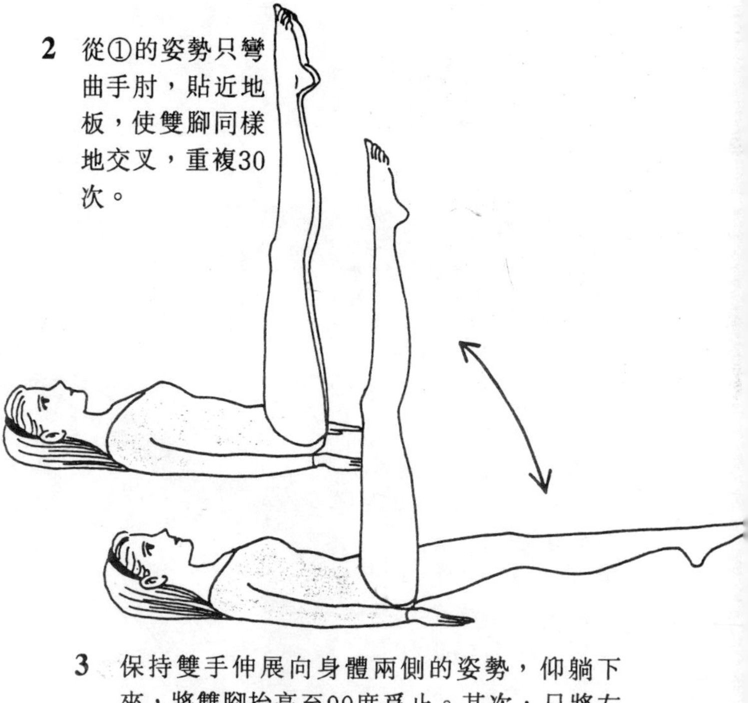

3　保持雙手伸展向身體兩側的姿勢，仰躺下來，將雙腳抬高至90度爲止。其次，只將左腳垂下幾乎碰到地板爲止，再度恢復至90度的位置，重複30次。

4 保持仰臥的姿勢，將雙腳從幾乎碰到地板的位置交叉，抬高90度，使雙腳從90度的位置交叉，再垂下至幾乎碰到地板的位置，重複30次。

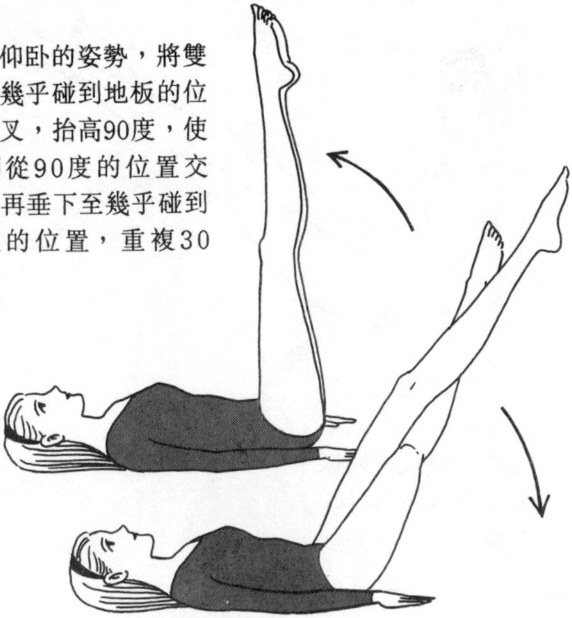

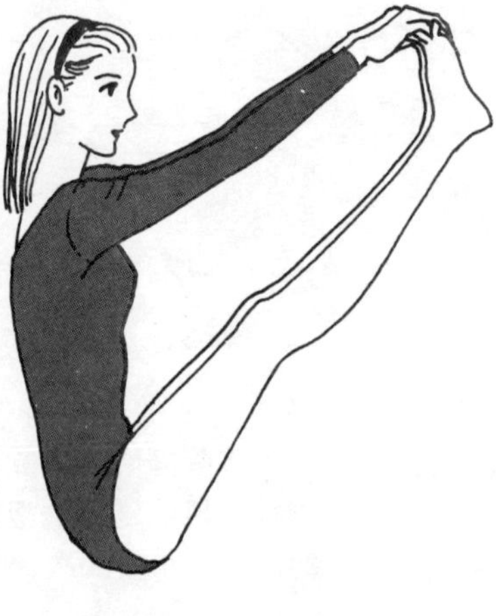

5 提起上半身，併攏雙肘，彎曲手肘，以雙手抓住雙腳的趾尖。將腳後跟從地板提起，將雙腳向斜上方伸展，使身體與腳部成爲 V 字型。以此一位置，張開、閉攏雙腳，進行30次。

作者介紹：原久子

自幼時起即有的虛弱體質，藉由冥想瑜伽予以克服。自此以後，一直從事於以內心、身體、靈魂的統合、開發爲目標之冥想法的研究。

在此一期間，畢業於武藏野音樂大學、東京高等針灸學校。

在身爲東洋醫學的醫學家，不斷地從事於臨床研究之餘，擬出合併了瑜伽與東洋醫學的獨特身心鬆弛法。

目前主持原氏冥想協會，舉行研討會及演講活動，以日本冥想指導的代表性人物之姿而廣爲人知。

著作有《隨心所欲瘦身冥想法》、《改變呼吸法創造健康》、《蘋果減肥法》等等。

其他，分別在神奈川電視「饒舌的番茄」、山梨電視「星期六十點」等節目各正式演出一年。也參與了日本電視「夜晚十一點」、「ＥＸ　ＴＶ」、「三點的妳」，朝日電視「新聞站」等許多節目的演出。

大展出版社有限公司	圖書目錄
地址：台北市北投區11204 致遠一路二段12巷1號 郵撥： 0166955～1	電話：(02) 8236031 8236033 傳眞：(02) 8272069

・法律專欄連載・電腦編號58

台大法學院 法律學系／策劃 法律服務社／編著

①別讓您的權利睡著了[1] 200元
②別讓您的權利睡著了[2] 200元

・秘傳占卜系列・電腦編號14

①手相術 淺野八郎著 150元
②人相術 淺野八郎著 150元
③西洋占星術 淺野八郎著 150元
④中國神奇占卜 淺野八郎著 150元
⑤夢判斷 淺野八郎著 150元
⑥前世、來世占卜 淺野八郎著 150元
⑦法國式血型學 淺野八郎著 150元
⑧靈感、符咒學 淺野八郎著 150元
⑨紙牌占卜學 淺野八郎著 150元
⑩ＥＳＰ超能力占卜 淺野八郎著 150元
⑪猶太數的秘術 淺野八郎著 150元
⑫新心理測驗 淺野八郎著 160元
⑬塔羅牌預言秘法 淺野八郎著 元

・趣味心理講座・電腦編號15

①性格測驗１ 探索男與女 淺野八郎著 140元
②性格測驗２ 透視人心奧秘 淺野八郎著 140元
③性格測驗３ 發現陌生的自己 淺野八郎著 140元
④性格測驗４ 發現你的真面目 淺野八郎著 140元
⑤性格測驗５ 讓你們吃驚 淺野八郎著 140元
⑥性格測驗６ 洞穿心理盲點 淺野八郎著 140元
⑦性格測驗７ 探索對方心理 淺野八郎著 140元
⑧性格測驗８ 由吃認識自己 淺野八郎著 140元

⑨性格測驗９	戀愛知多少	淺野八郎著	160元
⑩性格測驗10	由裝扮瞭解人心	淺野八郎著	140元
⑪性格測驗11	敲開內心玄機	淺野八郎著	140元
⑫性格測驗12	透視你的未來	淺野八郎著	140元
⑬血型與你的一生		淺野八郎著	160元
⑭趣味推理遊戲		淺野八郎著	160元
⑮行爲語言解析		淺野八郎著	160元

•婦 幼 天 地• 電腦編號16

①八萬人減肥成果	黃靜香譯	180元
②三分鐘減肥體操	楊鴻儒譯	150元
③窈窕淑女美髮秘訣	柯素娥譯	130元
④使妳更迷人	成　玉譯	130元
⑤女性的更年期	官舒妍編譯	160元
⑥胎內育兒法	李玉瓊編譯	150元
⑦早產兒袋鼠式護理	唐岱蘭譯	200元
⑧初次懷孕與生產	婦幼天地編譯組	180元
⑨初次育兒12個月	婦幼天地編譯組	180元
⑩斷乳食與幼兒食	婦幼天地編譯組	180元
⑪培養幼兒能力與性向	婦幼天地編譯組	180元
⑫培養幼兒創造力的玩具與遊戲	婦幼天地編譯組	180元
⑬幼兒的症狀與疾病	婦幼天地編譯組	180元
⑭腿部苗條健美法	婦幼天地編譯組	180元
⑮女性腰痛別忽視	婦幼天地編譯組	150元
⑯舒展身心體操術	李玉瓊編譯	130元
⑰三分鐘臉部體操	趙薇妮著	160元
⑱生動的笑容表情術	趙薇妮著	160元
⑲心曠神怡減肥法	川津祐介著	130元
⑳內衣使妳更美麗	陳玄茹譯	130元
㉑瑜伽美姿美容	黃靜香編著	150元
㉒高雅女性裝扮學	陳珮玲譯	180元
㉓蠶糞肌膚美顏法	坂梨秀子著	160元
㉔認識妳的身體	李玉瓊譯	160元
㉕產後恢復苗條體態	居理安•芙萊喬著	200元
㉖正確護髮美容法	山崎伊久江著	180元
㉗安琪拉美姿養生學	安琪拉蘭斯博瑞著	180元
㉘女體性醫學剖析	增田豐著	220元
㉙懷孕與生產剖析	岡部綾子著	180元
㉚斷奶後的健康育兒	東城百合子著	220元
㉛引出孩子幹勁的責罵藝術	多湖輝著	170元

㉜培養孩子獨立的藝術	多湖輝著	170元
㉝子宮肌瘤與卵巢囊腫	陳秀琳編著	180元
㉞下半身減肥法	納他夏・史達賓著	180元
㉟女性自然美容法	吳雅菁編著	180元
㊱再也不發胖	池園悅太郎著	170元
㊲生男生女控制術	中垣勝裕著	220元
㊳使妳的肌膚更亮麗	楊　皓編著	170元
㊴臉部輪廓變美	芝崎義夫著	180元
㊵斑點、皺紋自己治療	高須克彌著	180元
㊶面皰自己治療	伊藤雄康著	180元
㊷隨心所欲瘦身冥想法	原久子著	180元
㊸胎兒革命	鈴木丈織著	元

・青 春 天 地・電腦編號17

①A血型與星座	柯素娥編譯	120元
②B血型與星座	柯素娥編譯	120元
③O血型與星座	柯素娥編譯	120元
④AB血型與星座	柯素娥編譯	120元
⑤青春期性教室	呂貴嵐編譯	130元
⑥事半功倍讀書法	王毅希編譯	150元
⑦難解數學破題	宋釗宜編譯	130元
⑧速算解題技巧	宋釗宜編譯	130元
⑨小論文寫作秘訣	林顯茂編譯	120元
⑪中學生野外遊戲	熊谷康編著	120元
⑫恐怖極短篇	柯素娥編譯	130元
⑬恐怖夜話	小毛驢編譯	130元
⑭恐怖幽默短篇	小毛驢編譯	120元
⑮黑色幽默短篇	小毛驢編譯	120元
⑯靈異怪談	小毛驢編譯	130元
⑰錯覺遊戲	小毛驢編譯	130元
⑱整人遊戲	小毛驢編著	150元
⑲有趣的超常識	柯素娥編譯	130元
⑳哦！原來如此	林慶旺編譯	130元
㉑趣味競賽100種	劉名揚編譯	120元
㉒數學謎題入門	宋釗宜編譯	150元
㉓數學謎題解析	宋釗宜編譯	150元
㉔透視男女心理	林慶旺編譯	120元
㉕少女情懷的自白	李桂蘭編譯	120元
㉖由兄弟姊妹看命運	李玉瓊編譯	130元
㉗趣味的科學魔術	林慶旺編譯	150元

㉘趣味的心理實驗室	李燕玲編譯	150元
㉙愛與性心理測驗	小毛驢編譯	130元
㉚刑案推理解謎	小毛驢編譯	130元
㉛偵探常識推理	小毛驢編譯	130元
㉜偵探常識解謎	小毛驢編譯	130元
㉝偵探推理遊戲	小毛驢編譯	130元
㉞趣味的超魔術	廖玉山編著	150元
㉟趣味的珍奇發明	柯素娥編著	150元
㊱登山用具與技巧	陳瑞菊編著	150元

・健 康 天 地・電腦編號18

①壓力的預防與治療	柯素娥編譯	130元
②超科學氣的魔力	柯素娥編譯	130元
③尿療法治病的神奇	中尾良一著	130元
④鐵證如山的尿療法奇蹟	廖玉山譯	120元
⑤一日斷食健康法	葉慈容編譯	150元
⑥胃部強健法	陳炳崑譯	120元
⑦癌症早期檢查法	廖松濤譯	160元
⑧老人痴呆症防止法	柯素娥編譯	130元
⑨松葉汁健康飲料	陳麗芬編譯	130元
⑩揉肚臍健康法	永井秋夫著	150元
⑪過勞死、猝死的預防	卓秀貞編譯	130元
⑫高血壓治療與飲食	藤山順豐著	150元
⑬老人看護指南	柯素娥編譯	150元
⑭美容外科淺談	楊啟宏著	150元
⑮美容外科新境界	楊啟宏著	150元
⑯鹽是天然的醫生	西英司郎著	140元
⑰年輕十歲不是夢	梁瑞麟譯	200元
⑱茶料理治百病	桑野和民著	180元
⑲綠茶治病寶典	桑野和民著	150元
⑳杜仲茶養顏減肥法	西田博著	150元
㉑蜂膠驚人療效	瀨長良三郎著	150元
㉒蜂膠治百病	瀨長良三郎著	180元
㉓醫藥與生活	鄭炳全著	180元
㉔鈣長生寶典	落合敏著	180元
㉕大蒜長生寶典	木下繁太郎著	160元
㉖居家自我健康檢查	石川恭三著	160元
㉗永恒的健康人生	李秀鈴譯	200元
㉘大豆卵磷脂長生寶典	劉雪卿譯	150元
㉙芳香療法	梁艾琳譯	160元

㉚醋長生寶典	柯素娥譯	180元
㉛從星座透視健康	席拉・吉蒂斯著	180元
㉜愉悅自在保健學	野本二士夫著	160元
㉝裸睡健康法	丸山淳士等著	160元
㉞糖尿病預防與治療	藤田順豐著	180元
㉟維他命長生寶典	菅原明子著	180元
㊱維他命C新效果	鐘文訓編	150元
㊲手、腳病理按摩	堤芳朗著	160元
㊳AIDS瞭解與預防	彼得塔歇爾著	180元
㊴甲殼質殼聚糖健康法	沈永嘉譯	160元
㊵神經痛預防與治療	木下眞男著	160元
㊶室內身體鍛鍊法	陳炳崑編著	160元
㊷吃出健康藥膳	劉大器編著	180元
㊸自我指壓術	蘇燕謀編著	160元
㊹紅蘿蔔汁斷食療法	李玉瓊編著	150元
㊺洗心術健康秘法	竺翠萍編譯	170元
㊻枇杷葉健康療法	柯素娥編譯	180元
㊼抗衰血癒	楊啟宏著	180元
㊽與癌搏鬥記	逸見政孝著	180元
㊾冬蟲夏草長生寶典	高橋義博著	170元
㊿痔瘡・大腸疾病先端療法	宮島伸宜著	180元
51膠布治癒頑固慢性病	加瀨建造著	180元
52芝麻神奇健康法	小林貞作著	170元
53香煙能防止癡呆？	高田明和著	180元
54穀菜食治癌療法	佐藤成志著	180元
55貼藥健康法	松原英多著	180元
56克服癌症調和道呼吸法	帶津良一著	180元
57Ｂ型肝炎預防與治療	野村喜重郎著	180元
58青春永駐養生導引術	早島正雄著	180元
59改變呼吸法創造健康	原久子著	180元
60荷爾蒙平衡養生秘訣	出村博著	180元
61水美肌健康法	井戶勝富著	170元
62認識食物掌握健康	廖梅珠編著	170元
63痛風劇痛消除法	鈴木吉彥著	180元
64酸莖菌驚人療效	上田明彥著	180元
65大豆卵磷脂治現代病	神津健一著	200元
66時辰療法──危險時刻凌晨４時	呂建強等著	180元
67自然治癒力提升法	帶津良一著	180元
68巧妙的氣保健法	藤平墨子著	180元
69治癒Ｃ型肝炎	熊田博光著	180元
70肝臟病預防與治療	劉名揚編著	180元

⑪腰痛平衡療法	荒井政信著	180元
⑫根治多汗症、狐臭	稻葉益巳著	220元
⑬40歲以後的骨質疏鬆症	沈永嘉譯	180元
⑭認識中藥	松下一成著	180元
⑮氣的科學	佐佐木茂美著	180元

•實用女性學講座•電腦編號 19

①解讀女性內心世界	島田一男著	150元
②塑造成熟的女性	島田一男著	150元
③女性整體裝扮學	黃靜香編著	180元
④女性應對禮儀	黃靜香編著	180元
⑤女性婚前必修	小野十傳著	200元
⑥徹底瞭解女人	田口二州著	180元
⑦拆穿女性謊言88招	島田一男著	200元

•校 園 系 列•電腦編號 20

①讀書集中術	多湖輝著	150元
②應考的訣竅	多湖輝著	150元
③輕鬆讀書贏得聯考	多湖輝著	150元
④讀書記憶秘訣	多湖輝著	150元
⑤視力恢復！超速讀術	江錦雲譯	180元
⑥讀書36計	黃柏松編著	180元
⑦驚人的速讀術	鐘文訓編著	170元
⑧學生課業輔導良方	多湖輝著	180元
⑨超速讀超記憶法	廖松濤編著	180元
⑩速算解題技巧	宋釗宜編著	200元

•實用心理學講座•電腦編號 21

①拆穿欺騙伎倆	多湖輝著	140元
②創造好構想	多湖輝著	140元
③面對面心理術	多湖輝著	160元
④偽裝心理術	多湖輝著	140元
⑤透視人性弱點	多湖輝著	140元
⑥自我表現術	多湖輝著	180元
⑦不可思議的人性心理	多湖輝著	150元
⑧催眠術入門	多湖輝著	150元
⑨責罵部屬的藝術	多湖輝著	150元
⑩精神力	多湖輝著	150元

⑪厚黑說服術	多湖輝著	150元
⑫集中力	多湖輝著	150元
⑬構想力	多湖輝著	150元
⑭深層心理術	多湖輝著	160元
⑮深層語言術	多湖輝著	160元
⑯深層說服術	多湖輝著	180元
⑰掌握潛在心理	多湖輝著	160元
⑱洞悉心理陷阱	多湖輝著	180元
⑲解讀金錢心理	多湖輝著	180元
⑳拆穿語言圈套	多湖輝著	180元
㉑語言的內心玄機	多湖輝著	180元

•超現實心理講座• 電腦編號 22

①超意識覺醒法	詹蔚芬編譯	130元
②護摩秘法與人生	劉名揚編譯	130元
③秘法！超級仙術入門	陸　明譯	150元
④給地球人的訊息	柯素娥編著	150元
⑤密教的神通力	劉名揚編著	130元
⑥神秘奇妙的世界	平川陽一著	180元
⑦地球文明的超革命	吳秋嬌譯	200元
⑧力量石的秘密	吳秋嬌譯	180元
⑨超能力的靈異世界	馬小莉譯	200元
⑩逃離地球毀滅的命運	吳秋嬌譯	200元
⑪宇宙與地球終結之謎	南山宏著	200元
⑫驚世奇功揭秘	傅起鳳著	200元
⑬啟發身心潛力心象訓練法	栗田昌裕著	180元
⑭仙道術遁甲法	高藤聰一郎著	220元
⑮神通力的秘密	中岡俊哉著	180元
⑯仙人成仙術	高藤聰一郎著	200元
⑰仙道符咒氣功法	高藤聰一郎著	220元
⑱仙道風水術尋龍法	高藤聰一郎著	200元
⑲仙道奇蹟超幻像	高藤聰一郎著	200元
⑳仙道鍊金術房中法	高藤聰一郎著	200元
㉑奇蹟超醫療治癒難病	深野一幸著	220元
㉒揭開月球的神秘力量	超科學研究會	180元
㉓西藏密教奧義	高藤聰一郎著	250元

•養 生 保 健• 電腦編號 23

①醫療養生氣功	黃孝寬著	250元

②中國氣功圖譜	余功保著	230元
③少林醫療氣功精粹	井玉蘭著	250元
④龍形實用氣功	吳大才等著	220元
⑤魚戲增視強身氣功	宮　嬰著	220元
⑥嚴新氣功	前新培金著	250元
⑦道家玄牝氣功	張　章著	200元
⑧仙家秘傳袪病功	李遠國著	160元
⑨少林十大健身功	秦慶豐著	180元
⑩中國自控氣功	張明武著	250元
⑪醫療防癌氣功	黃孝寛著	250元
⑫醫療強身氣功	黃孝寛著	250元
⑬醫療點穴氣功	黃孝寛著	250元
⑭中國八卦如意功	趙維漢著	180元
⑮正宗馬禮堂養氣功	馬禮堂著	420元
⑯秘傳道家筋經內丹功	王慶餘著	280元
⑰三元開慧功	辛桂林著	250元
⑱防癌治癌新氣功	郭　林著	180元
⑲禪定與佛家氣功修煉	劉天君著	200元
⑳顚倒之術	梅自強著	360元
㉑簡明氣功辭典	吳家駿編	360元
㉒八卦三合功	張全亮著	230元

・社會人智囊・電腦編號 24

①糾紛談判術	淸水增三著	160元
②創造關鍵術	淺野八郞著	150元
③觀人術	淺野八郞著	180元
④應急詭辯術	廖英迪編著	160元
⑤天才家學習術	木原武一著	160元
⑥猫型狗式鑑人術	淺野八郞著	180元
⑦逆轉運掌握術	淺野八郞著	180元
⑧人際圓融術	澀谷昌三著	160元
⑨解讀人心術	淺野八郞著	180元
⑩與上司水乳交融術	秋元隆司著	180元
⑪男女心態定律	小田晉著	180元
⑫幽默說話術	林振輝編著	200元
⑬人能信賴幾分	淺野八郞著	180元
⑭我一定能成功	李玉瓊譯	180元
⑮獻給青年的嘉言	陳蒼杰譯	180元
⑯知人、知面、知其心	林振輝編著	180元
⑰塑造堅強的個性	坂上肇著	180元

⑱爲自己而活	佐藤綾子著	180元
⑲未來十年與愉快生活有約	船井幸雄著	180元
⑳超級銷售話術	杜秀卿譯	180元
㉑感性培育術	黃靜香編著	180元
㉒公司新鮮人的禮儀規範	蔡媛惠譯	180元
㉓傑出職員鍛鍊術	佐佐木正著	180元
㉔面談獲勝戰略	李芳黛譯	180元
㉕金玉良言撼人心	森純大著	180元
㉖男女幽默趣典	劉華亭編著	180元
㉗機智說話術	劉華亭編著	180元
㉘心理諮商室	柯素娥譯	180元
㉙如何在公司頭角崢嶸	佐佐木正著	180元
㉚機智應對術	李玉瓊編著	200元

・精 選 系 列・電腦編號 25

①毛澤東與鄧小平	渡邊利夫等著	280元
②中國大崩裂	江戶介雄著	180元
③台灣・亞洲奇蹟	上村幸治著	220元
④7-ELEVEN高盈收策略	國友隆一著	180元
⑤台灣獨立	森　詠著	200元
⑥迷失中國的末路	江戶雄介著	220元
⑦2000年5月全世界毀滅	紫藤甲子男著	180元
⑧失去鄧小平的中國	小島朋之著	220元

・運 動 遊 戲・電腦編號 26

①雙人運動	李玉瓊譯	160元
②愉快的跳繩運動	廖玉山譯	180元
③運動會項目精選	王佑京譯	150元
④肋木運動	廖玉山譯	150元
⑤測力運動	王佑宗譯	150元

・休 閒 娛 樂・電腦編號 27

①海水魚飼養法	田中智浩著	300元
②金魚飼養法	曾雪玫譯	250元
③熱門海水魚	毛利匡明著	元
④愛犬的教養與訓練	池田好雄著	250元

・銀髮族智慧學・電腦編號 28

①銀髮六十樂逍遙	多湖輝著	170元
②人生六十反年輕	多湖輝著	170元
③六十歲的決斷	多湖輝著	170元

・飲 食 保 健・電腦編號 29

①自己製作健康茶	大海淳著	220元
②好吃、具藥效茶料理	德永睦子著	220元
③改善慢性病健康藥草茶	吳秋嬌譯	200元
④藥酒與健康果菜汁	成玉編著	250元

・家庭醫學保健・電腦編號 30

①女性醫學大全	雨森良彥著	380元
②初為人父育兒寶典	小瀧周曹著	220元
③性活力強健法	相建華著	200元
④30歲以上的懷孕與生產	李芳黛編著	220元
⑤舒適的女性更年期	野末悅子著	200元
⑥夫妻前戲的技巧	笠井寬司著	200元
⑦病理足穴按摩	金慧明著	220元
⑧爸爸的更年期	河野孝旺著	200元
⑨橡皮帶健康法	山田晶著	200元
⑩33天健美減肥	相建華等著	180元
⑪男性健美入門	孫玉祿編著	180元

・心 靈 雅 集・電腦編號 00

①禪言佛語看人生	松濤弘道著	180元
②禪密教的奧秘	葉逯謙譯	120元
③觀音大法力	田口日勝著	120元
④觀音法力的大功德	田口日勝著	120元
⑤達摩禪106智慧	劉華亭編譯	220元
⑥有趣的佛教研究	葉逯謙編譯	170元
⑦夢的開運法	蕭京凌譯	130元
⑧禪學智慧	柯素娥編譯	130元
⑨女性佛教入門	許俐萍譯	110元
⑩佛像小百科	心靈雅集編譯組	130元
⑪佛教小百科趣談	心靈雅集編譯組	120元

⑫佛教小百科漫談	心靈雅集編譯組	150元
⑬佛教知識小百科	心靈雅集編譯組	150元
⑭佛學名言智慧	松濤弘道著	220元
⑮釋迦名言智慧	松濤弘道著	220元
⑯活人禪	平田精耕著	120元
⑰坐禪入門	柯素娥編譯	150元
⑱現代禪悟	柯素娥編譯	130元
⑲道元禪師語錄	心靈雅集編譯組	130元
⑳佛學經典指南	心靈雅集編譯組	130元
㉑何謂「生」　阿含經	心靈雅集編譯組	150元
㉒一切皆空　般若心經	心靈雅集編譯組	150元
㉓超越迷惘　法句經	心靈雅集編譯組	130元
㉔開拓宇宙觀　華嚴經	心靈雅集編譯組	130元
㉕真實之道　法華經	心靈雅集編譯組	130元
㉖自由自在　涅槃經	心靈雅集編譯組	130元
㉗沈默的教示　維摩經	心靈雅集編譯組	150元
㉘開通心眼　佛語佛戒	心靈雅集編譯組	130元
㉙揭秘寶庫　密教經典	心靈雅集編譯組	180元
㉚坐禪與養生	廖松濤譯	110元
㉛釋尊十戒	柯素娥編譯	120元
㉜佛法與神通	劉欣如編著	120元
㉝悟（正法眼藏的世界）	柯素娥編譯	120元
㉞只管打坐	劉欣如編著	120元
㉟喬答摩・佛陀傳	劉欣如編著	120元
㊱唐玄奘留學記	劉欣如編著	120元
㊲佛教的人生觀	劉欣如編譯	110元
㊳無門關（上卷）	心靈雅集編譯組	150元
㊴無門關（下卷）	心靈雅集編譯組	150元
㊵業的思想	劉欣如編著	130元
㊶佛法難學嗎	劉欣如著	140元
㊷佛法實用嗎	劉欣如著	140元
㊸佛法殊勝嗎	劉欣如著	140元
㊹因果報應法則	李常傳編	140元
㊺佛教醫學的奧秘	劉欣如編著	150元
㊻紅塵絕唱	海　若著	130元
㊼佛教生活風情	洪丕謨、姜玉珍著	220元
㊽行住坐臥有佛法	劉欣如著	160元
㊾起心動念是佛法	劉欣如著	160元
㊿四字禪語	曹洞宗青年會	200元
51妙法蓮華經	劉欣如編著	160元
52根本佛教與大乘佛教	葉作森編	180元

㊽大乘佛經	定方晟著	180元
㊾須彌山與極樂世界	定方晟著	180元
㊿阿闍世的悟道	定方晟著	180元
56金剛經的生活智慧	劉欣如著	180元

•經 營 管 理•電腦編號 01

◎創新經營六十六大計（精）	蔡弘文編	780元
①如何獲取生意情報	蘇燕謀譯	110元
②經濟常識問答	蘇燕謀譯	130元
④台灣商戰風雲錄	陳中雄著	120元
⑤推銷大王秘錄	原一平著	180元
⑥新創意・賺大錢	王家成譯	90元
⑦工廠管理新手法	琪　輝著	120元
⑨經營參謀	柯順隆譯	120元
⑩美國實業24小時	柯順隆譯	80元
⑪撼動人心的推銷法	原一平著	150元
⑫高竿經營法	蔡弘文編	120元
⑬如何掌握顧客	柯順隆譯	150元
⑭一等一賺錢策略	蔡弘文編	120元
⑯成功經營妙方	鐘文訓著	120元
⑰一流的管理	蔡弘文編	150元
⑱外國人看中韓經濟	劉華亭譯	150元
⑳突破商場人際學	林振輝編著	90元
㉑無中生有術	琪輝編著	140元
㉒如何使女人打開錢包	林振輝編著	100元
㉓操縱上司術	邑井操著	90元
㉔小公司經營策略	王嘉誠著	160元
㉕成功的會議技巧	鐘文訓編譯	100元
㉖新時代老闆學	黃柏松編著	100元
㉗如何創造商場智囊團	林振輝編譯	150元
㉘十分鐘推銷術	林振輝編譯	180元
㉙五分鐘育才	黃柏松編譯	100元
㉚成功商場戰術	陸明編譯	100元
㉛商場談話技巧	劉華亭編譯	120元
㉜企業帝王學	鐘文訓譯	90元
㉝自我經濟學	廖松濤編譯	100元
㉞一流的經營	陶田生編著	120元
㉟女性職員管理術	王昭國編譯	120元
㊱ＩＢＭ的人事管理	鐘文訓編譯	150元
㊲現代電腦常識	王昭國編譯	150元

國家圖書館出版品預行編目資料

隨心所欲瘦身冥想法/原久子著；柯素娥譯
——初版，——臺北市，大展，民86
面；　　公分，——（婦幼天地；42）
譯自：思いのままにやせるマインド・イメージ法
ISBN 957-557-711-6（平裝）
1.減肥　2.瑜伽
411.35　　86004708

隨心所欲瘦身冥想法

ISBN 957-557-711-6

原 著 者/原久　子
編 譯 者/柯　素　娥
發 行 人/蔡　森　明
出 版 者/大展出版社有限公司
社　　址/台北市北投區（石牌）致遠一路2段12巷1號
電　　話/（02）8236031・8236033
傳　　真/（02）8272069
郵政劃撥/0166955-1
登 記 證/局版臺業字第2171號
承 印 者/高星企業有限公司
裝　　訂/日新裝訂所
排 版 者/弘益電腦排版有限公司
電　　話/（02）5611592
初版1刷/1997年（民86年） 5月

定　價/180元

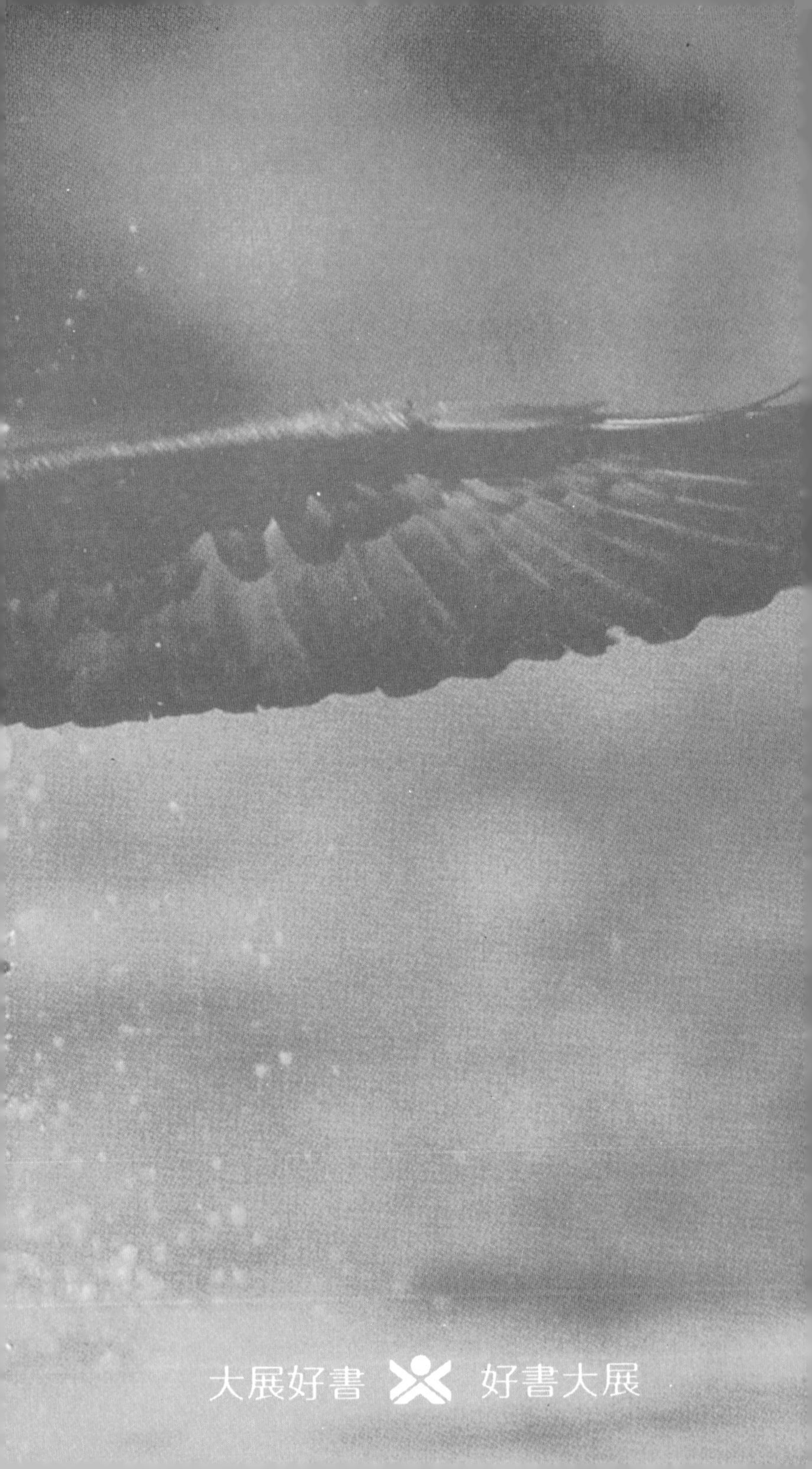
大展好書 好書大展

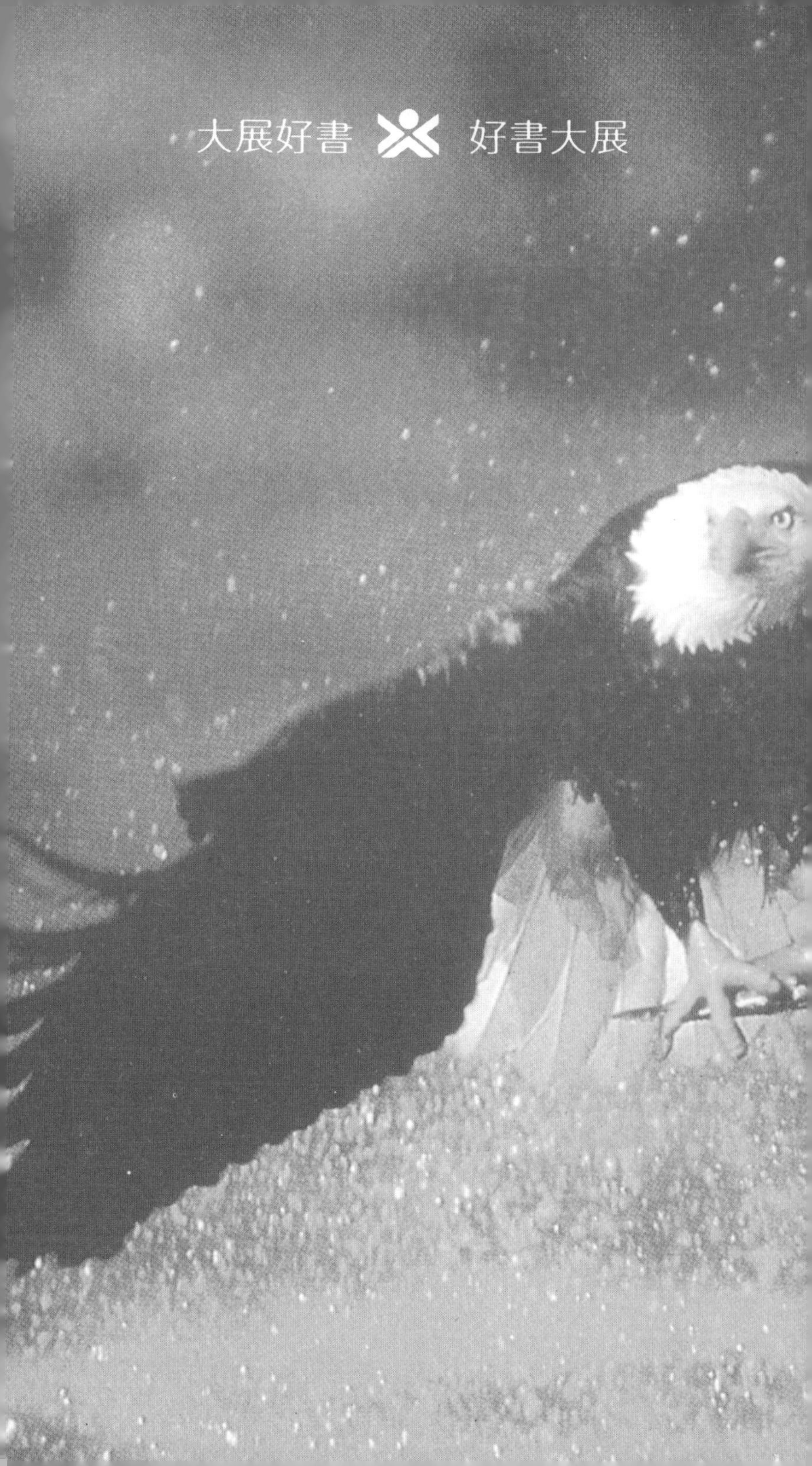
大展好書 好書大展